科学新视角丛书

新知识　新理念　新未来

身处快速发展且变化莫测的大变革时代，我们比以往更需要新知识、新理念，以厘清发展的内在逻辑，在面对全新的未来时多一分敬畏和自信。

不完美的大脑：

进化如何赋予我们爱情、记忆和美梦

[美] 戴维·J.林登 著

沈 颖 等 译

上海科学技术出版社

图书在版编目（CIP）数据

不完美的大脑：进化如何赋予我们爱情、记忆和美
梦 ／（美）戴维·J.林登（David J. Linden）著 ；沈颖
等译. -- 上海 ：上海科学技术出版社，2022.9
（科学新视角丛书）
书名原文：The Accidental Mind:How Brain
Evolution Has Given Us Love,Memory,Dreams and God
ISBN 978-7-5478-5761-8

Ⅰ．①不… Ⅱ．①戴… ②沈… Ⅲ．①大脑－普及读
物 Ⅳ．①R338.2-49

中国版本图书馆CIP数据核字(2022)第144313号

THE ACCIDENTAL MIND: How Brain Evolution Has Given Us Love, Memory, Dreams, and God
by David J. Linden
Copyright©2007 by the President and Fellows of Harvard College
Published by arrangement with Harvard University Press
through Bardon-Chinese Media Agency
Simplified Chinese translation copyright©(2022)
by Shanghai Scientific and Technical Publishers
ALL RIGHTS RESERVED

上海市版权局著作权合同登记号　图字：09-2022-0288号

封面图片来源：视觉中国

不完美的大脑：
进化如何赋予我们爱情、记忆和美梦

［美］戴维·J.林登　著
沈　颖 等　译

上海世纪出版(集团)有限公司
上 海 科 学 技 术 出 版 社　出版、发行
（上海市闵行区号景路159弄A座9F-10F）
邮政编码201101　www.sstp.cn
上海盛通时代印刷有限公司印刷
开本 787×1092　1/16　印张 15.75
字数 155千字
2022年8月第1版　2022年9月第1次印刷
ISBN 978-7-5478-5761-8 / N·244
定价：55.00元

本书如有缺页、错装或坏损等严重质量问题，请向印刷厂联系调换

献给赫伯特·林登博士

大脑就像大政府一样，可能无法以简单的方式做简单的事情。

——唐纳德·O. 赫布（Donald O. Hebb）

现在，总统说进化论还没有定论……在新泽西，我们就指望它了。

——布鲁斯·斯普林斯汀（Bruce Springsteen）

译者前言

　　十余年前，我曾在美国约翰·霍普金斯大学工作。那时，我得知戴维·林登教授在撰写一本面向普通读者、观点新颖独特的脑科学科普书。我即索取初稿，阅后深感震动，决定待其完稿后译成中文介绍给国内读者。2009 年，承蒙哈佛大学出版社、上海科学技术出版社、复旦大学杨雄里院士及其实验室全体同仁、四川大学肖波教授及其实验室全体同仁，还有我实验室全体同仁等鼎力相助，林登教授大作的中译本付梓出版。这些年来，本书颇受读者欢迎，并获上海市优秀科普作品奖等奖励。鉴于此，上海科学技术出版社决定续约版权再次出版。在此，我代表各位译者衷心感谢读者和出版社的厚爱。

　　林登博士自 20 世纪 80 年代起从事神经科学研究工作，目前为美国霍普金斯大学医学院所罗门·斯奈德（Solomon Snyder）神经科学系教授。他在脑科学方面做出了卓越的贡献，完成了小脑突触可塑性的系统性工作，研究论文发表于国际顶尖科学刊物，如《科学》《自然》《细胞》和《神经元》等。在我看来，他对于大脑的理解和整体把握已经超出了一般的科学工作者，走向了大师的水平。他对于人脑的发育和行为一直有着高屋建瓴的看法和主张，这些主张不仅对脑科学工作者，而且对普通大众都十分具有吸引力。本书是他对大脑发育和思维的长期思索后的智慧结晶。本书并非脑科学的教科书，意在面向多层面的受众。通观全书，我们可以感受到作者的思路，即由基础到高级，由简单到复杂，由科学性转向更多的人类社会性。

本书第一到第四章分别介绍大脑的构成和基本发育、感觉和感情等，适合一般的脑科学工作者，以及想要了解大脑的读者，有较多的脑科学基本知识，但并非枯燥无味。相反，它们是对于脑科学基本知识的精彩描述！比如，作者开宗明义地指出"……把脑描述为一台设计精巧、无瑕疵的、最优化的装置……一具人脑光芒四射，照相机在其周围盘旋，犹如在直升机上围绕着史前巨石拍摄全景图……这纯属胡诌"。这些不同于其他图书中关于大脑的描写（很多不吝赞美之词），让人感叹作者的观察入木三分！仔细阅读后，你将从看似基本的知识中，读出另一番韵味。

第五章是关于学习、记忆和个性，很多内容涉及儿童教育的神经生物学基础。家长们肯定想知道，科学家如何从科学的角度评价早期教育对孩子未来发展之影响的。这章内容对于从事司法工作的读者也有帮助，因为提及了人的思维和判断的偏见性和易受影响性。

第六章关于爱情和性的内容尤其有意思，似乎国内还没有类似的图书出版。我想，针对其中一些观点，年轻人肯定会感到好奇或者欣赏，尤其是一些比较前卫的、国内尚未公开研究过的内容，比如同性恋和性高潮的生物学基础，作者从科学角度给予了翔实的解释。我相信，这会是许多读者第一次接触到脑科学关于爱情和性的研究。

睡梦与学习记忆之间关系的研究方兴未艾。一些令人兴奋的工作正在揭示其中的奥妙，也许有一天我们真的可以在睡梦中事半功倍地学习！因此，千万别错过第七章。作者在这里向我们展示了梦魇的生物学基础。中国古代讲究解梦，至今仍有遗风，这确实有科学基础吗？让我们阅读后回答这个问题吧。

本书还涉及了一些隐晦又令人好奇的东西，并从科学角度加以阐述。第八章"宗教的冲动"就是如此。林登博士是铁杆的民主党人，每到总统选举时必投民主党，即使那位候选人的智商不到80。民主党与共和党在宗教认知上有很大的区别，他们的观点是否有生物学基础，彼此又如何互相辩驳？第八章会给你一个有意思的答案。

第九章是本书的总结，也是大脑进化论思想的精华。这里，作者没有展示很多的生物学知识，而通过案例和通俗易懂的语言来阐明他的思想。如果说前面的章节是陈述大脑进化论的科学基础，那么这章是林登博士与伪科学和反科学的群体的论战。林登博士在日常生活中善于雄辩，口才尤其好，相信大家可以在这里了解他的辩论思维。

也许一些读者会直接翻阅某些章节。本书翻译过程中，我们在不产生歧义的基础上，坚持深入浅出的原则，以让读者理解作为第一目标，这样读者应该可以理解绝大部分内容，即便是跳跃式阅读。然而，我还是建议读者逐章阅读：一则全书内容是承上启下的，二则逐章阅读会容易完整理解大脑进化论观点。当然，我们考虑到了读者各种可能的阅读方式，在书后加入了名词索引，以帮助大家在阅读过程中快速找到相关内容。

总之，我认为本书的最大特点就是，以科学而又充满热情的态度审视了大脑的进化。较之以前的脑科学图书，本书更加生动活泼，更贴近日常生活，更容易产生心灵共鸣。

喜欢走清晰路径的人，必然要等来导游才去游览。但是，喜欢探险的人请读下去，这里将是一个你闻所未闻的领域。

沈　颖

2022 年 6 月

目 录

大脑的诠释

对于从事大脑研究的人来说，最光彩不过的是：在某种场合，人们以为你好似拥有一种解读心灵的能力。这种场合当然是很罕见的。例如，在鸡尾酒会上，当主人手持夏敦埃酒，感到有必要介绍你所从事的职业时，会说："这是戴维，他从事脑的研究。"很多人明智得很，随即转过身去取威士忌和冰块；而在留下的一半的人中，你也许能指望有人会停下脚步，他们翘首扬眉，欲语又止。"你是想问，我们当真只用了大脑的10%，是吗？"那些人瞠目以待，点头称是。这是一幕奇妙的"心灵解读"。

提出这样的问题，充分证明人们对大脑的功能怀有强烈的好奇心（我必须说明，仅仅使用了大脑的10%的说法是没有事实根据的）。随后难以回答的问题接踵而至，这是一些根本性的问题。

"让我的新生儿听古典音乐，是否有助于大脑发育？"

"为何梦中发生的事件是如此离奇，是否有生物学上的原因？"

"同性恋者和正常人的大脑在结构实体上有不同吗？"

"为什么我不能挠自己痒痒？"

所有这些问题都极有意义。对其中的有些问题，最佳的科学答案是相当清楚的，而对另一些问题，其答案却只能闪烁其词（对我而言，遇到"'脑'究竟意味着什么？"这样的问题，我不得不竭力模仿比尔·克林顿，避免作出正面的回答）。与非专业人士探讨问题是饶有兴味的，因为他们不怕提出刁钻的问题，不怕使你处于难堪的境地。

通常交谈结束时，人们会问你可否为普通读者推荐一本关于脑和行为的好书，这是个棘手的问题。有一些书，如若埃·勒杜（Joe le Doux）的《突触的自我》（*Synaptic Self*），就科学性而言非常不错，但除非你已经获得生物学或心理学的大学学位，这些书极易令人如堕五里雾中。也有一些书，如奥利弗·萨克斯（Oliver Sacks）的《误把妻子当帽子的男人》（*Man Who Mistook His Wife for a Hat*）*，以及维拉雅努尔·S.拉马钱德兰（Vilayanur S.Ramachandran）和桑德拉·布莱克斯利（Sandra Blakeslee）的《脑中魅影》（*Phantoms in the Brain*），向我们讲述了许多神经病学上的病例，极富启发性，但这些病例无法解释大脑的总体功能，并在很大程度上忽略了从分子和细胞水平上对脑功能的认识。有不少图书述及在大脑的分子和细胞水平所发生的事件，但其中不少极其枯燥乏味，当你尚未读完首页，便已心不在焉了。

更有甚者，有许多关于脑的书，乃至在电视台上播放的不少电

---

* 译注：作者萨克斯是神经科医生，这是描写他的一个患者的著作，书中患者得了可视物体失认症。

视片，充斥着对神经功能的完全错误的理解。它们把脑描述为一台设计精巧、无瑕疵、最优化的装置。你以前可能看到过这样的场景：一具人脑光芒四射，照相机在其周围盘旋，犹如在直升机上围绕着史前巨石拍摄全景图，伴随着抑扬顿挫的男中音，用虔诚的语气赞叹着大脑的完美无瑕。

这纯属胡诌。在任何意义上，大脑都不是设计完美的，它只是胡乱堆积在一起的一团东西，但是令人惊讶的是，尽管有这般缺点，脑仍能行使不少令人印象极为深刻的功能。其整体功能纵然令人印象深刻，但脑的设计却并非如此。更重要的是，大脑及其组成部分的怪诞而低效的布局，对我们人类的经验却至关重要。我们的情感、感知和行为的独特性，很大程度上是因为大脑并非一台优化的通用解题机，而是寻求特定解的一团怪异的聚结物，而这些特定解是在经历了千百万年的进化之后积累起来的。

这就是我尝试要做的。我会作为你的向导，带领你去认识那些古怪、往往是不合逻辑的神经功能的世界。我特别强调脑和神经设计中最不寻常及与直觉相悖的那些方面，努力去解释这些特点如何塑造了我们的生命。我尤其想努力让你相信，对进化而来的脑的离奇的设计所具有的约束条件，最终导致形成许多卓越的、独特的人的特性：我们漫长的童年、浩瀚的记忆容量（这是我们的个性之所以能被经验塑造的基础）、对天长地久爱情的寻索，以及我们为何需要一种建立宗教诠释的文化冲动——这种冲动在表达上引人入胜，最终为人类所共有。

我揣测，有关脑和行为，你最想了解情绪、错觉、记忆、梦境、爱与性，当然还有孪生儿的离奇故事。在行文中我将简要介绍为理解这些你所需要具备的生物学背景。然后，我将尽力去回答这些重大的问题，甚至（说实话）在无现成或完整答案的情况下。如果我没有回答你的所有问题，请尝试访问本书网站（accidentalmind.org）。我尽可能表述生动，但我不打算"摒弃所有的科学内容"。你会在全食超市（Whole Foods）*的标签上见到"百分之百免化学合成物"**，但本书并非如此。

分子遗传学的先驱马克斯·德尔布吕克（Max Delbrück）曾说："想象你的听众毫无背景知识，但又无限睿智。"这几乎可成为我的信条。我将这样去做，让我们开始吧。

---

* 译注：美国的食品连锁店，以出售绿色食品为特色。
** 译注：意为纯绿色食品。

第一章

粗糙的大脑

　　我在加州上高中的时候还是 20 世纪 70 年代，那时流行开玩笑问别人："想不想减掉 3 公斤赘肉？"如果你答应了，大家就会哄堂大笑："砍掉你的脑袋吧！哈哈哈哈！"显然，同学们根本没有从思想上敬仰大脑。中学生活结束时，我和许多同学一样轻松了好多。可是多年之后，我又为截然相反的观点感到苦恼。特别是阅读书籍杂志，抑或看电视教育片时，那种对大脑的崇拜把我给吓倒了。讨论大脑多以一种令人窒息又让人畏惧的语气进行。根据那些论调，大脑是"效率惊人的 1.4 公斤重的组织，比最大的超级计算机还要强大"，或者是"意识的所在，生物设计的顶峰"。我认为这些言论的问题不在于对大脑功能的欣赏，因为那的确很惊人，而主要错在认为既然意识存在于大脑，意识又是如此伟大，那么大脑的设计与功能理所当然也是完美和高效的。一言以蔽之，人们认为大脑就是完美的设计。

　　事实胜于一切。用我喜欢的话来说，大脑就是一台"拼装电脑"（原文 kludge），低效、笨拙，兼之深奥难解，却还能工作。军事历史学家杰克逊·格兰霍尔姆（Jackson Granholm）更形象地将"kludge"形容为"一个用乱七八糟的零件拼凑成的让人痛苦不堪的东西"。

　　我想要表达的是，无论从哪个层次看，从脑区、回路到细胞、分子，大脑都是个设计拙劣、效率低下的团块，可又出人意料地运作良好。大脑不是终极且万能的超级计算机，它不是一个天才在白纸上即兴完成的创作。大脑是一座独一无二的大厦，积淀着数百万年的进化历史。在许多例子中，大脑很久以前对某个特定问题就形成了解决方法，经年累月一直使用着它，或者再加以改进用于其他用途，或者严格限制任何改变。用分子生物学家弗朗索瓦·雅各布（Francois Jacob）的话来说就是，"进化是个修补匠，而不是工程师。"

　　这个观点的重要性不是说它挑战了大脑是最优设计的观念。相反，通过对大脑奇特设计的认识，我们可以洞察某些最深层次的和最特殊的人性化经验，包括我们的日常行为、伤害以及疾病。

　　那么，带着这些观点，让我们来观察一下大脑，看看关于它的设计我们能辨别出什么。它有什么样的结构原则呢？为了观察，想象一下我们面前有一个刚刚剖开的成人大脑（图 1.1）。你会看到一个近似椭球形的、带点浅灰的粉色物体，重约 1.4 公斤。它的外表称为皮层，覆盖着密集的皱纹，形成了深深的沟回。沟回和皱纹的模式看起来好像应该是多样性的，就像指纹一样，但实际上所有人的大脑的形状都非常相似。大脑后方悬着一个有着细小交错的沟回的

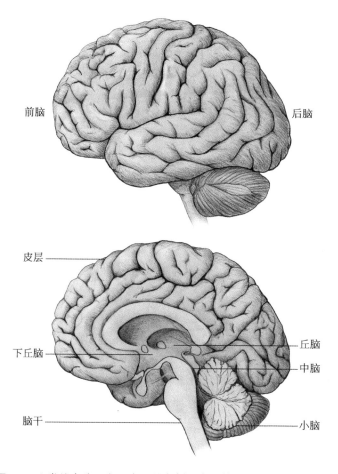

图 1.1　人类的大脑。上图表示从左侧观察完整的大脑。下图表示从中央将大脑切开后，面对我们的右侧大脑。（Joan M.K.Tycko 绘图）

结构，如同压扁了的棒球。这个结构称为小脑，意为"小的脑"。从大脑底部伸出的、有些后倾的粗杆叫做脑干。图中切掉了脑干的最底端，那里原本是逐渐变细并形成脊髓顶端的部分。仔细观察就可以看到神经，即脑神经，它传递来自眼睛、耳朵、鼻子、舌头和面部的信息到脑干。

　　大脑的一个明显特征是对称性：从顶部观之，有一条沟将皮层（cortex，意为"皮"）这覆盖大脑的厚厚的外衣，从前端到后端划分为相等的两半。如果我们沿着这条沟将大脑纵向完全切开，然后将切开后的右面转向我们，就会看到图1.1下部的画面。

　　这幅图清楚地告诉我们，大脑不是一块均一的材料。脑的形状、颜色以及脑组织的质地在大脑区域中各有所异，但是图像没有告诉我们不同区域的功能。研究区域功能的一个有效方法就是观察一些在大脑不同区域有持久损伤的患者。此类研究可以和动物实验相互补充。在动物实验中，可以通过手术或者药物精确地损伤脑的局部区域，然后再仔细观察动物身体的功能和行为。

　　脑干是最基本的身体控制调节中枢，负责那些无需意识控制的生命必需功能，例如心跳、血压、呼吸节奏、体温和消化。脑干还是一些重要反射活动的协调中枢，例如打喷嚏、咳嗽和呕吐。脑干也是中继站，接力从皮肤和肌肉到脊髓再到大脑的感觉信号上行传递，以及从大脑到身体肌肉的功能信号下行传递。它还是产生清醒抑或睡意感的部位。调节清醒-睡眠状态的药物，例如有促睡眠作用的安眠药或者普通麻醉剂，或者促清醒作用的咖啡因，都是作用于脑干区域。如果脑干有一块小区域受伤了（如外伤、肿瘤或者中风），你可能会进入昏迷状态，不会有任何感觉，而大范围的脑干受损几乎总是致命的。

　　小脑和脑干紧密相连，具有调节运动的功能。特别地，它利用身体如何在空间里运动的感觉反馈，对肌肉进行细微的校正，使我们得以平稳、流畅和协调地进行运动。小脑的微调作用不仅发生在协调性要求特别高的活动中，例如击打棒球和拉小提琴，也发生在几乎所有的日常活动中。小脑的损伤会带来细微的变化。它不会使你瘫痪，但会使你在完成那些我们平时不经意的简单任务时显得非常笨拙，例如不能平稳地伸手去抓一个咖啡杯，或者用正常的步态走路，这种现象被称为共济失调。

小脑在鉴别"期望的"与"非期望的"感觉中也起到重要作用。一般来说，当你开始一个动作，并且感觉到这个动作带来的知觉时，你就会趋向于减少对这个知觉的注意。例如，当你走在街上时，衣服和你的身体摩擦，你通常会忽略这种摩擦感觉。相反，如果你笔直站立不动，你身上再有类似的摩擦时，你可能就会非常注意。在许多情况下，忽略自己动作带来的感觉，而更多地注意到外部感觉信号带来的知觉是有用的。小脑接受来自可以触发身体动作的大脑区域的信号。小脑利用这些信号预测动作所带来的可能知觉。接着小脑向大脑的其他区域发送抑制信号，从"总和"知觉中扣除"期望的"知觉，从而改变感觉方式。

这些听起来似乎有点抽象，那么我们来考虑一个实例。众所周知，一个人不能够挠自己痒痒。这不是发生在某一文化中：全世界都是这样的。那为什么别人挠你痒痒，你的感觉很强烈，自己挠痒痒却没有用呢？区别在哪里呢？伦敦大学学院丹尼尔·沃尔珀特（Daniel Wolpert）研究组的研究人员让受试者把头部放在一台机器中——该机器可以检测成像大脑的活动部位和强度（就是功能性磁共振成像，fMRI），然后挠他们痒痒。他们发现，与触觉相关的称为感觉皮层的大脑区域活动很强烈，小脑则没有明显的活动。当要求受试者在相同部位挠自己痒痒时，发现小脑有一处活动增强，而感觉皮层活动减弱了。这说明小脑预测"期望的"知觉，并发送编码信号抑制了感觉皮层。感觉皮层活动的减弱就增高了引起挠痒知觉的必要阈值。有意思的是，现在有报道说，小脑长期损伤者不能预测知觉，所以他们居然可以挠自己痒痒！

沃尔珀特和同事们还设计了一个简单而巧妙的实验，来解释小脑在推挤游戏的升级竞争中所起的作用（图 1.2）。两个人开始推挤

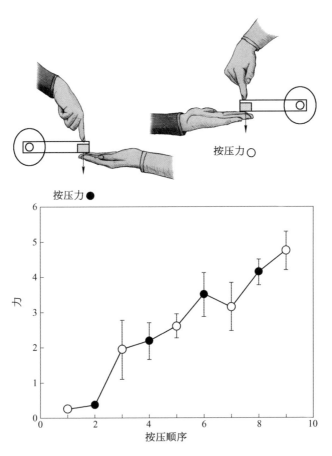

图 1.2　手指按压力量针锋相对地加大。白色圆圈表示一名受试者手指按压的力量，黑色圆圈代表另外一名受试者施加的力量。完成 9 轮手指按压游戏后，按压力量加大了约 20 倍。（摘自 Shergill S S, et al.2003. *Science*, 301：187. 版权许可 2003 AAAS.Tycko 绘图）

游戏后，用于推挤的力量逐渐升级，常常达到双方要争吵的程度。我们可以用典型的社会动力学来思索这个现象：没有一个参加者会放弃而暴露自己的软弱。这可以解释为什么会争论不休，但是不一定能解释为什么在推挤游戏中双方施加的压力针锋相对地增加。

沃尔珀特和同事们让两位成年被试者面对面，每人的手掌心向上，将左手食指处于下沉的凹陷状，一根连着铰链的小金属杆轻轻放在每位受试者的食指上，铰链连着一个传感器，用来测量金属杆被按下时所受的力。对两位受试者发出相同的指令：轮到他的时候，施加的力量要刚好等同于他受到的力量。但是，每个受试者都不知道对方收到的指令。

尽管要求很明确 *，然而与要求相反的是，被试者轮流按压对方手指的时候，施加的力量始终在显著地增大，好似发生在学校运动场或者酒吧里的对抗。每个人都发誓说他是以等同于对方的力量按压。当要求猜测一下对方收到什么样的指令时，每个人都说："你让那个家伙用两倍的力量按回来。"

为什么会发生这样的事情？这里有几条线索。首先，这和社会因素无关。当要求受试者给出与机器给出的同等力量时，他或者她也会以更大的力量回应。第二条证据来自这个针锋相对实验的改进版，即不是通过金属杆去按压，而是通过操纵游戏杆开动马达来产生压力。两者之间的重要区别在于，当力量来自按压金属杆的时候，产生更强的按压需要指尖施加更大的力量。而使用游戏杆的时候，由马达给出压力，这样手指给出的压力与另一位受试者手指上受到的压力之间的

---

* 译注：指力量要相同。

联系就减小了。使用游戏杆来重复这个针锋相对实验时，就很少看见力量加大了。这里的解释类似于对自己挠痒痒：小脑收到命令，要施加与受到的力量等同的按压力（使用金属杆），然后它会产生一个预测的知觉，并传送到感觉皮层，抑制按压时从指尖传来的反馈感觉。为了反制这种抑制，被试者就按得更重，使之等同于他或她最后一次受到的按压力量，于是就造成了按压力量的加重。

在多数情况下，小脑让我们减少注意自己动作所产生的知觉，而增加对外部世界的知觉，这是个非常有益的机制。但是当 8 岁的孩子带着青肿的眼眶回到家里，说道："可是妈妈，他打我更重！"你就知道这是我们为此付出的代价。这是大脑设计的一个普通瑕疵。大多数系统一直在活动，就像小脑对于自身运动知觉的抑制一样。即使它们的作用是反向的，也不会被关闭。

从小脑往上往前，下一个区域就是中脑。中脑包含有初级的视觉和听觉中枢。这些部位对于一些动物来说是主要的感觉中枢，比如青蛙和蜥蜴。例如，中脑的视觉中枢对于引导青蛙吐舌捕捉飞行中的昆虫是至关重要的。但是在哺乳动物中，包括人，中脑的视觉中枢仅起补充作用，并且在一定程度上被大脑中更精细的视觉区域（在皮层中）所替代。虽然我们极少使用这种与青蛙类似的视觉区域（大多是将眼睛定位到特定刺激），这个进化过程中的古老结构仍被保留在人的大脑中，还可以产生一种被称为盲视的奇特现象。

脑内高级视觉区域受损而失明的患者会说他们一点视觉感受都没有。当要求他们去摸视野内一件物品的时候，比如笔形手电筒，他们会说："你什么意思啊？我看不见！"然而，如果要求他们试着猜一下，他们通常都会成功地完成这个任务，比碰运气的成功率要高得多。事实上，有些患者成功抓到笔形手电筒的概率高达99%，然而他们每次都说不知道目标在哪里，只是随机地猜测。可能的解释是他们身上古老中脑的视觉中枢是完整的，并引导了伸手动作，但由于这个区域没有和高级大脑皮层相联系，因此患者没有意识到笔形手电筒的位置。这里出现了一个大脑中的普遍规律。大脑低级部分（例如脑干和中脑）的作用一般都是自动进行的，无须意识控制。当大脑之旅到达字面和引申意义上都要更高级的大脑区域时，我们就从潜意识过渡到有意识的脑功能了。

此外，中脑视觉系统是大脑这个拼装计算机的一个可爱的例子：它是存在于我们大脑中的一个功能非常受限的古老系统，然而在大脑损伤后，你还可以看见它的作用。打个比方，就像你的最新的一个音频电子设备，比如时髦的便携MP3播放器，要是仍旧带着一个20世纪60年代的、但还勉强可用的破旧8轨磁带放音机，那么即使来个新潮的广告宣传，也不太卖得动。

再稍微往上往前一点，我们就看到了两个结构，分别称为丘脑和下丘脑（意为"在丘脑下面"）。丘脑是个大的中继站，负责向更高级脑区传送感觉信号，以及下行发送高级脑区来的命令信号，最终引起肌肉运动。下丘脑含有很多小的部分，每部分都有一个独立的功能，但是这个区域的一个普遍功能是帮助维持很多机体功能的重要状态——一个被称为内环境稳态的过程。例如，当你感到冷的时候，你的身体开始不由自主地打冷战，以此来通过肌肉运动产生热量。寒战反射就起源于下丘脑。

最为人们熟知的体内平衡本能，大概是控制饥饿和饥渴感。虽然吃喝欲望可以被许多因素调节，包括社会环境、情感状态以及精神药物，饥饿和饥渴感本能还是在下丘脑被激发。当通过手术在大鼠下丘脑的一部分（外侧核；在大脑中，"核"是给一群脑细胞取的名字）凿一个小洞，一连几天，大鼠不吃也不喝。相反地，损毁下丘脑的另一个部位（下丘脑腹内侧核）会导致严重的暴食行为。毫不奇怪，人们正在努力鉴别能引起饥饿和饱足感的化学信号分子，希望以此生产安全并且有效的减肥药物。迄今为止，这看来要比预期困难得多，因为多重平行的信号在进食的开始和结束之时都在起作用。

除了体内平衡和生物节律，下丘脑还是一些本能的社会行为的关键控制者，例如性行为和攻击行为，稍后我会详细谈论这些功能，而这里要提到的是，下丘脑对这些本能行为的作用是通过分泌激素进行的。激素是强大的信号分子，通过血液被运输到身体各处，引起不同的反应。下丘脑分泌两种激素，一种对身体具有直接的作用（比如抗利尿激素，作用于肾脏，限制形成尿液，从而升高血压），第二种是所谓的控制激素，指挥其他腺体分泌它们自己的激素。后者的妙例就是生长激素。成长阶段的儿童和青少年的垂体可以分泌生长激素，但受到下丘脑分泌的一种控制激素的激发。经过认真的科学思考，有人给了这种控制激素一个很有说服力的名字：促生长激素释放激素（像许多科学家一样，内分泌学家的文学天赋不怎么样）。

到目前为止，我们观察了从正中间切开的大脑。许多脑内部区域都从这一视角得以展现，但是其他部分却埋藏在大脑深处，无论从外部还是中线切开面都不能观察到。其中两个特别重要的结构是杏仁核和海马，它们在大脑中央构成了一个大回路的一部分，即中枢边缘系统（还包括丘脑、皮层以及其他区域的一部分）。中枢边缘系统对于情感和特定类型的记忆很重要。它也是在从底部到顶部之旅中，自发的和反射的功能与意识注意力功能混合的第一个地方。

杏仁核是情感处理的中枢，在恐惧和攻击行为中扮演着特殊的角色。它连接两方面来的信息，一个是皮层中处理过的感觉信息（"那个从黑巷子窜出来的戴着滑雪面具的人对我不利"），另一个是自主产生的对抗或逃跑反应（流汗、心跳加快、口干）的信息，后者是由下丘脑和脑干介导的。人很少受到单一的杏仁核损伤，那样的患者经常情绪失控，也无法识别别人的可怕表情。电刺激杏仁核（有时发生在神经外科手术中）可以引起恐惧感，杏仁核似乎也参与了恐惧事件的记忆储存。

海马（从大脑剥离之后，海马看起来实际上更像公羊的角，而不像以之命名的海马）是记忆的中心。如同杏仁核，它接收来自上方皮层的经过高级处理的感觉信息。海马并不介导恐惧反应，而是在构建事实和事件记忆痕迹中具有特殊的作用，这些记忆痕迹在海马中储存一年左右，随后被转移到其他脑区。这个模型最有说服力的例子是极少数的海马以及两侧脑周边组织永久性损伤的患者。病例中最有名的是一个叫 H.M.（缩写姓名以保护隐私）的男子，他患有严重癫痫。在其他治疗方法证明完全无效后，他在 1953 年手术摘除了两侧大脑的海马及周边组织。手术非常成功地抑制了癫痫发作，而且对其运动能力、语言能力以及基本的认知能力没有损伤，可是却带来了两个灾难性的副作用。首先，H.M. 忘却了手术前 2～4 年的所有记忆。对于更早发生的事情，他的记忆广泛、详细、准确，却永远失去了手术前几年生活的记忆。其次，更糟透的是手术之后，H.M. 记不住新的事实和事件了。假设你星期一去探望他，星期二他就不记得你了。他每天读同一本书，这本书对他而言却永远是本新书。尽管他可以有持续几十分钟的短期记忆，但是贮存事实和事件的永久记忆能力已经荡然无存了。

H.M. 病例引出的对记忆和海马的开创性认识被后来的研究多次证实和巩固。研究对象或者是由于各种原因而受到永久性损伤的患者，或者是通过手术损毁或药物干扰海马功能的受试动物。从这项工作中得到一个简单一致的结论，就是：没有海马，储存新的事实和事件的记忆能力会被严重损害。

最后，我们就转到了大脑外表面，即皮层。人的大脑皮层面积极大。我们已经很好地了解了部分皮层的功能，其他还是未知的区域。一部分皮层分析来自感官的信息。大脑皮层最后面的部位是视觉信息最先到达的地方，另一个位于大脑的主要沟回（称为中央沟）后面的条状区是触觉和肌肉感觉最先到达的地方。其他感官也可以用相似的图勾画出来。如果用电极刺激这些区域，就可以模拟感觉系统的激活：刺激初级视皮层可以造成闪光或者类似的可视现象。同样地，在中央沟的前面还有一个条状区，向下发送信号而最终引起肌肉收缩及躯体运动。电刺激这个运动皮层会引起肌肉收缩。当必须在此区进行手术时，电极刺激是确定大脑功能方位的标准技术。更有趣的地方是那些没有明显的感觉或者运动功能的区域。脑研究者有时称呼那些区域为联合皮层。联合区域在大脑前部（额叶）最为丰富，额叶是人高度发达的一个区域。

我已经举了很多例子，讲述了人（以及实验动物）的不同脑区持续损伤后，承受了功能受损后造成的从健忘到暴食等疾患。在这种情况下，虽然这样的大脑损伤大多具有灾难性的影响，例如

H.M.，但他至少还拥有与癫痫手术前一样的独特性格。而当我们考虑额叶受损的时候，情形就大不一样了。

最著名的例子就是菲尼亚斯·盖奇（Phines Gage），他是1848年佛蒙特州铁路施工队的工长。铁路施工总需要时不时地进行爆破来移除障碍和填平路基。25岁的盖奇需要完成一个无聊的工作，就是用一根叫做铁夯的金属杆将爆炸材料塞进适当的地方。你想象得到发生了什么。正当他站在钻洞上方夯实爆炸填料的时候，一个小火花引起了恐怖的爆炸。爆炸造成铁夯以锐角从他的左颊和眼睛穿过，通过眼窝刺入头骨，在左侧额叶撕开了一个大洞，并穿透了头骨上部。图1.3展示的是，他去世很久后，对其颅骨扫描后画的图像，铁夯也画在相应位置。令人惊讶的是，在床上躺了几周之后，盖奇完全康复了，伤口的感染也消退了。他可以走路，说话，动脑筋做算术。他的长时记忆完好无损。改变了的是他的人格和判断力。所有报道都说他在事故之前很和蔼、稳健、友善，具有领导魅力。可是伤愈之后，他变得傲慢、固执、冲动、粗鲁，而且很自私。无须赘述，额叶的伤害让他从一个好人变成了

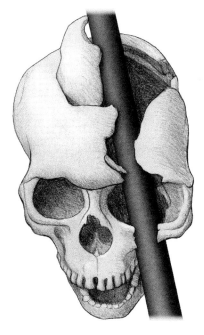

图1.3　菲尼亚斯·盖奇的头骨，以及著名的铁夯，由计算机根据他去世很久以后的扫描图像重建。（经准许自 Ratiu P, Talos I-F.2004. *The New England Journal of Medicine*，351: e21.Tycko 绘图）

一个混蛋。曾经的同事不能忍受他了。"他不再是盖奇了。"一个朋友在报道中说。在一次狂欢节的怪诞秀上，他将铁夯再次插入已经愈合但仍然存在的颅洞里，悲剧性地死在有病态嗜好的旁观者面前。铁夯事故 12 年后，他去世了。

除了菲尼亚斯·盖奇的案例，在以后的许多记录中发现，额叶是一个人性格的基础，决定了我们的社会交际和表现，甚至还决定了我们的道德感。我们的认知能力乃至我们的人格，可以说都存在于我们大脑中这一最新进化的区域。

我们已经从大脑的底部到顶部（省略了一些区域）快速转了一圈，对于大脑的设计，我们能够总结出怎样的整体原则呢？指导原则一：获取意识和作出决定等大脑最高级别的功能位于最顶端和最前端，即皮层。至于呼吸节奏、体温等身体功能的基本潜意识控制，这类低级功能则处于底部和后部，即脑干。在这之间则是参与相对高级的潜意识功能的中枢，例如控制基本感觉的中脑、控制体内平衡和生物节律的下丘脑，以及控制运动协调和感觉调节的小脑。而由杏仁核和海马组成的边缘系统，是大脑意识和潜意识交会的十字路口，也是特定记忆储存的起点。

指导原则二：大脑犹如一个甜筒冰淇淋（而你是最上面的一勺冰淇淋）。在进化过程中，更高级的功能的增加，就像甜筒顶部又加了一勺冰淇淋，而下面的冰淇淋还留在原处，基本没有改变。也因为这种方式，我们人类的脑干、小脑和中脑与青蛙的这些结构并没有多大的区别。只是青蛙增加的仅仅是最基本的高级区域（不会多于 1 勺）。对于人和大鼠（2 勺）来说，所有这些结构以及下丘脑、丘脑，还有边缘系统，并没有很大区别，只是大鼠的皮层小且简单，而人除了具有这些结构之外，还拥有巨大而精细的皮层（3勺）。当更高级的功能加入时，并不会使整个大脑结构重新组装；新的一勺冰淇淋只是加在了甜筒的顶部。因此，在精确拼装的潮流中，我们的大脑还保留着进化过程中的功能性残留区域，如中脑视觉中枢。

你或许看过19世纪那些离奇古怪的图表（图1.4），在这些图表中，脑的表面被分成各个细致的区域，每个区域都标记了一种认知功能（例如计算）或者一种人格特征（比方说好胜）。使用这些图表的颅相学者不仅相信这些功能分布在大脑的各个特定区域，还认为

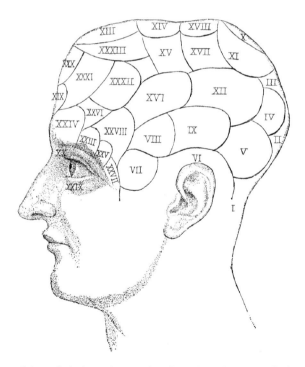

图1.4　19世纪一位颅相学者的图表，将头部突起等同于特定的精神特质。例如在这个图表中，XIV＝尊敬，XVII＝希望，XIII＝仁慈，XXI＝模仿，XIX＝理想性，VIII＝贪婪，XVIII＝奇特，XX＝智力。（摘自 Williams WM.1894. *A Vindication of Phrenology.* London：Chatto & Windus）

头骨上的凸起是由大脑某个特定区域的生长过度引起的。事实上，在 19 世纪和 20 世纪初存在一种家庭手工业，叫做职业的头凸起感觉者。他们一般利用图表、石膏模型，甚至机械制作的凸起来测量头骨，给那些愿意付钱的人分析头骨以及头脑。

颅相学者错在两点。首先，头骨上的凸起对下面的大脑组织没有任何意义，说明不了什么。第二，他们的图表将认知功能和人格特质与特定的区域一一对应起来，这根本就是异想天开。但是从大体的角度来讲，颅相学者又是正确的：大脑并不是一块均一无差的组织，也不是每个区域对所有功能都具有相同贡献。确切地说，特定的大脑功能往往位于特定的大脑区域。

由此我们得出指导原则三：大脑中功能的定位对于基本的下意识反射，例如呕吐，是明确的，对感觉的起始阶段更是非常明确的（我们知道视觉、听觉、嗅觉等信号最早到达大脑的部位）。然而对于更复杂的现象，例如事实和事件的记忆，功能的定位要困难得多，对于决策这种最高级的功能就更束手无策了。在某些情况下，这种定位变得很复杂，因为随着时间的流逝，功能在大脑中的定位并不是一成不变的：对于事实和事件的记忆似乎在海马和邻近的一些区域内储存 1～2 年，随后会被转移到皮层中的其他区域。决策通常是一种如此广泛的功能，通常需要众多信息的集聚，以至于需要被分成一些小的任务，并分布到皮层的许多部位。我们可能需要更好地定义脑的功能，从而更好地了解功能定位。

那么，有了这些指导原则，这个器官到底是如何使我们变得这么聪明的呢？大脑到底是怎样使我们拥有语言和理解他人动机（所谓的意识理论）的能力，以及其他远远超过动物的能力的呢？我们并没有最大的大脑（大象的更大一些），而且我们的大脑和身体的比值也不是最大的（小鸟的这个比值比我们大），我们大脑表面的皱褶也不是最多的（鲸鱼和海豚的皱褶更多）。事实上，我们的大脑大小还不如原始人：根据头骨体积推算，穴居人的脑比现代人的脑在平均水平上要大。另外，虽然我并没有提到，但可想而知，从总体上来说，我们脑中细胞的形状和化学成分与老鼠的并没有本质的区别（在此基础上还有更多可以谈的）。实际上，我们拥有最大的是联合皮层，它并非完全是感觉性或运动性的，它的大部分填满了我们脑的前半部分。是这种特殊的设计以某种未知的方式赋予了人认知的优势。

我们能将这一步迈得更大吗？人具有各种各样的认知能力。我们能根据脑总体的大小或者脑特定区域的大小来预测认知能力吗？疾病（包括遗传的和非遗传的）和外伤都能引起大脑大体解剖上的破坏，明显地损害了认知。但是除了明显的灾难，例如外伤和疾病，正常个体之间的差异又是怎样的呢？最近采用了大脑扫描技术来研究正常人认知能力的差异与大脑的大小及形状的关系，这种方法比过去依靠测量头骨的研究更加精确。大致来说，由这些新的研究已经发现大脑的大小（根据体重调整）与认知能力在统计上有显著的相关性。这种相关性虽然确实存在，但只解释了正常人认知能力差异的40%。所以你可以发现，一些大脑在正常范围内偏小（比方说，1 000立方厘米）的人，他们在所谓的智力测验中却得到高分。相反地，你也可以找到一些具有非常大的大脑（1 800立方厘米）的人，他们的得分反而低于平均水平。

人大脑的大小或形状与认知能力大小之间关系的多样性，并没有阻止人们源源不断地发表对所保存的名人大脑的解剖分析。20世纪20年代在德国，对列宁大脑的研究发现，虽然其重量仅为平均水平，但据称在其大脑一些区域中一群特定的细胞（称为第三层皮层锥体细胞）比起其他尸检样本要大得多。爱因斯坦的大脑其实要比平均水平小（但是仍处于正常范围内）。最近，有人宣称他的大脑的一个区域，称为低级侧皮层，较之同样年龄的男性的大脑来说稍微大了一些（15%）。这引起了人们的兴趣，因为这个区域与空间和数学认知有关，恰好爱因斯坦在这两个方面极为出色。但是我们必须谨慎地解释这种发现。首先，只根据一个样本（爱因斯坦）很难断言什么。一个更有说服力的研究需要一群数学/空间天才与对照组的比较，并且要在年龄、生活方式以及其他因素上非常地相似。第二，也是更重要的，研究中的因果关系也是个问题。假如爱因斯坦的大脑中与数学/空间思维有关的部分真的显著地大于各种条件与之相似的普通大脑，那么这是因为这种差异赋予了他数学方面的能力，而使他能够充分地发挥这种才能呢，还是，他一生在数学和空间方面的钻研使得他大脑的这部分稍许有所生长呢？

现在还不能够将大脑解剖特征与人类认知的正常差异紧密联系起来，但这并不意味着人类认知能力的多样性在大脑结构上没有可测量的生理关联。这种关系很有可能是存在的。但是这种联系在例如测量大脑大小的粗略测量中只能反映出一小部分。人类认知的大部分差异更可能反映在显微解剖、大脑细胞的连接，以及大脑电活动模式中。

我们揭示了大脑设计的3条指导原则，并且这也突出了人大脑在某些少数方面组织得很差。在原始进化过程中（在哺乳动物之前），大脑已经形成了原始系统，而这种原始系统不断得到新的、更强大的结构的补充。这些原始的结构一直存在于我们大脑的低层部分，引起如盲视这种有趣的现象。当然，大脑具有一些区域，通常行使有益的功能，例如小脑对于自身发生的动作的感觉的抑制，但却不能在适当的场合关闭，这样的事实导致了例如针锋相对时暴力倾向增加的问题。

　　以一种形象的比喻来理解这个问题，假设你是一名负责制造最新潮且最高效的轿车的工程师。只有当你同意接手工作之后你才会知道有两个怪异的条件。第一，你收到一个 1925 年型号的福特 T 型车，并被告知你的新设计必须是在现有的结构上添加零件，并且几乎不能去除原来设计的部分。第二，你需要制造的大部分综合控制系统，例如快速制动的刹车系统装置，必须在任何时候都要存在（而不仅仅是遇到打滑的时候）。这是在大脑进化中影响着大脑设计的一些限制。加上组成部分（大脑的细胞，我将在第二章中谈到）以及整合过程（大脑的发育，在第三章中谈到）的工程缺陷，这些不完美的设计对于大脑的功能至关重要。在这本书的结尾我希望可以让你相信，所有的人类超凡经历，包括爱情、记忆、梦，甚至我们对于宗教信仰的倾向，归根结底都源自历史进化过程中设计的低效而怪异的大脑。

第二章

原始的大脑

　　一旦面对自身大脑的微观性和复杂性，人们就会产生敬畏之情，这已经司空见惯了。任何涉及此命题的科学家不可避免地仿佛会听到卡尔·萨根（Carl Sagan）那长辈般仁慈而又空灵般的呢喃细语："好几十亿的小小脑细胞啊！"是啊，这真的让人印象深刻。大脑细胞真的太多了。主要有两类细胞：神经元，其功能是快速产生和传导电信号（大脑的主要工作）；神经胶质细胞，是非常重要的管家，为神经元提供最佳环境（也直接参与了某些电信号）。请记住一些很有名的数字：成年人大脑中约有 1 000 亿个神经元和 10 000 亿个神经胶质细胞。进而言之，如果把你的神经元平分给地球上的人，每一个人将可以分到 16 个神经元。

　　神经元不是最近才进化产生的。它们非常娇嫩，不能保存在化石中，因此我们无从得知第一个神经元出现的确切时间。可我们确实知道，海蜇、蠕虫、蜗牛都有神经元。现有的另外一些动物，比如海绵，却没有神经元。以此为据，一个最合理的假设是神经元出现在海蜇，或者它的亲戚、一类称为刺细胞动物（Cnidaria）的生物。化石记载它们首次出现的时间是 6 亿年前的寒武纪。令人难以置信的是，除了极少数的例外，蠕虫的神经元和神经胶质细胞与人的没有很大区别。在本章中，我希望给大家一个概念，那就是由于非常古老的设计，人的大脑并不完全可信，而且运转很慢，信息容量也受到了限制。

神经元的形状和大小各异（图 2.1），却有一些共同的结构。和体内别的细胞一样，神经元的表面被一种膜状物质所围绕，称为外膜（也叫做细胞质膜）。所有神经元都有一个细胞体，里面有细胞核，后者是编码遗传信息的 DNA 的贮存库。细胞体形状可以是圆形、三角形、纺锤形等，大小跨度可以是 4～100 微米（最常见的是

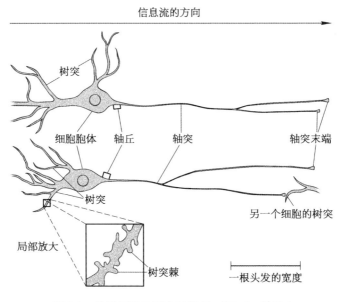

图 2.1　分段标记的两个神经元。（Tycko 绘图）

20 微米）。也许一个更加直观的方法可以帮助大家理解，那就是 5 个中等大小的神经元紧密并排时，其宽度相当于人的一根头发。可以想象神经元和神经胶质细胞在大脑内部紧密相贴在一起，彼此之间只有极小的空间。

我们把从细胞体发出的初始巨大而又逐渐变细的分枝称为树突（源于希腊文"树"），它接受来自相邻神经元的化学信号。我随后讨论这个过程如何发生。树突或短或长，或呈纺锤形，或丛集分布，甚或完全缺失。采用高倍放大镜观察时，我们会看到有的树突表面很光滑，有的树突表面被称为树突棘的小穗粒状突起覆盖。典型的神经元既具有分枝的树突，还具有发自胞体的单根细长突起，这就是轴突，是神经元的信息发出端。轴突通常比树突要细，从胞体发出后不会再逐渐变细。单个轴突从胞体发出后可以产生分支，有时到达截然相反的目的地。轴突可以很长，比如从脊椎底部一直延伸到脚趾（对人来说，最长的轴突约有 0.9 米，长颈鹿的轴突可达到 3.7 米）。

在一个特别的连接部位，脑信息从一个神经元的轴突到达下一个神经元的树突（有时是胞体），这个部位被称为突触（图 2.2）。在突触部位，轴突的末端（轴突终末）几乎——却非真正——接触到了下一个神经元。轴突终末内有许多膜包裹的小泡，称为突触囊泡。最常见的突触囊泡类型是容纳了 2 000 个神经递质分子的特殊复合物。在上级神经元轴突和下级神经元树突之间，有一个狭窄的充满盐水的缝隙，称为突触间隙。说是"狭窄"，其实意为"极端狭窄"：大约 5 000 个突触间隙排列在一起才抵得上一根头发的宽度。突触间隙是信息链中突触囊泡释放神经递质到下级神经元的部位。

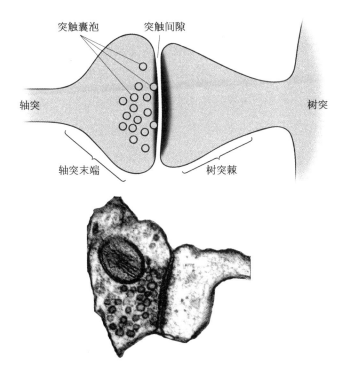

图 2.2　手绘的突触示意图（上）和电镜下所见的真实突触（下）。（上图由 Tycko 绘画。下图蒙佐治亚医学院 K.Harris 教授惠赠。她的 syanpses.mcg. edu 网站为我们提供了突触结构的非常好的概述）

突触是所有故事的主角，当我从记忆描述到感情、到睡眠等各方面时，它都会不断地出现，所以值得我们现在花点时间来描述一下它。首先，大脑中突触数目多得难以置信。平均说来，每个神经元有 5 000 个突触（总体分布为 0～200 000 个突触），在那里别的神经元轴突终末和这个神经元形成连接。突触大多数形成于树突，有一些在胞体，少数在轴突。一个神经元有 5 000 个突触，大脑有约 1 000 亿个神经元，两者相乘得到一个让人震惊的数字：500 000 000 000 000，也就是 500 万亿。

大脑中有化学冲动和电冲动两种类型的快速信号传导方式，突触是介导信号传导的关键因素。电信号通过一种称为动作电位的快速脉冲作为其信息的基本单位。动作电位是一种快速而短暂的电信号，发自轴丘（神经元胞体和轴突汇合处）。当动作电位沿轴突传递到轴突末梢后可引发一系列的化学反应，导致其结构发生戏剧性的变化（图2.3）。突触囊泡和轴突终末外膜融合，将其含有特殊的神经递质分子的内容物释放到突触间隙。这些神经递质穿过突触间隙，与嵌入邻近神经元树突质膜的一类称为神经递质受体的特殊蛋白质结合。这些受体将神经递质的化学信号再重新转换成电信号。遍布于树突的已激活受体的电信号最终汇集于胞体。如果到达的电信号足够多，则会触发新的动作电位，使得信号沿神经元链进一步传递。

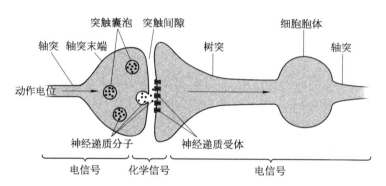

图 2.3　在大脑，突触是将电信号转换为化学信号，再转换回电信号的关键部位。上图从左至右描述了突触信号传递的过程。（Tycko 绘图）

以上是《读者文摘》式的概况介绍。现在我们要用真正的生物学知识来充实这些内容。大脑只有 1.4 公斤重，约占总体重的 2%，所耗能量却占总能量的 20%。显然，大脑不是无止境的耗能装置（相比而言，悍马 H2 型汽车就是这样的装置）。但为什么会这样消耗能量呢？大脑浸浴在一种特殊的盐水溶液中，叫做脑脊液，它含有高浓度的钠和极低浓度的钾。这些钠和钾是带电离子，各带一个单位的正电荷。大脑所消耗的能量主要用于持续的分子泵运转，它将钠离子泵出细胞，钾离子泵入细胞（图 2.4）。如此使得神经元外部的钠离子浓度高出内部 10 倍之多。而钾离子的浓度梯度正好相反：神经元内部的钾浓度大约是外部浓度的 40 倍。神经元的细胞质膜两侧都是盐溶液，成分却完全不同：细胞外液高钠低钾，细胞内液则相反，低钠高钾。这就是大脑电学功能的基础。钠和钾的浓度差产生了势能，类似于儿童玩具上发条所产生的能量，可以在适当的环境下产生电信号。在静息时神经元存在一个跨膜的电势能差：胞内的负电荷比胞外要多。

接下来我们试想一个实验来帮助我们理解神经元的电信号。在这个实验中，我们把一些从大鼠大脑中分离的神经元，放在培养皿

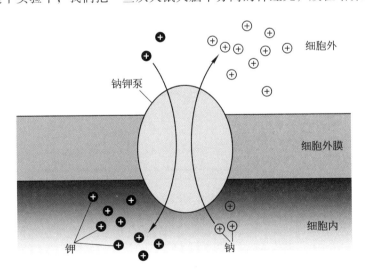

图 2.4　图示为钠钾泵。位于神经元细胞质膜中，可将钠离子泵出，钾离子泵入，由此形成了神经元传递信息所依赖的电梯度。（Tycko 绘图）

中，在模拟脑脊液的特殊溶液中使之生长。这个过程称为神经细胞培养，是脑研究实验室的一项标准技术。在实验中，我们在一个神经元中插入数根记录电极，记录跨细胞质膜的电信号如图 2.5。记录电极是带有非常细的尖头的空心玻璃针，内部充灌特别的模拟神经

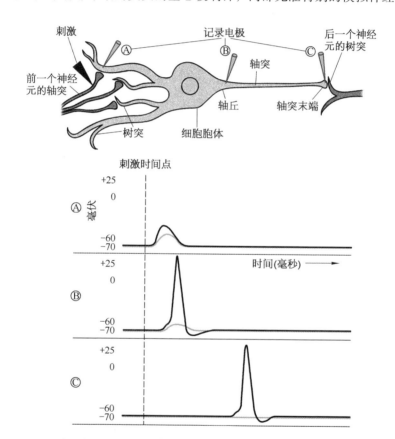

图 2.5　研究神经元电信号的模拟实验。弱刺激使谷氨酸分子释放，扩散过突触间隙，并结合到谷氨酸受体，从而诱发下图中灰色线所代表的反应。树突处的微小兴奋性突触后电位（EPSP）比轴丘处更小，不能诱发动作电位。对终末端的强刺激（其反应用黑色线条所表示）可以在树突处诱发大的兴奋性突触后电位。这类兴奋性突触后电位仍然比轴丘处的要小，但已经足以诱发可传播的动作电位。此动作电位经过延搁后，再沿着轴突传播，同样能在轴突终末被记录到。（Tycko 绘图）

元内环境（高钾低钠）的溶液。一根电极放在树突处，这是接受突触信息的特别部位；第二根放在轴丘，这是轴突从胞体发出的部位；第三根电极放在轴突远端的部位。除此以外，还放置了一根电极，但不是用来记录，而是给出电刺激到与这个神经元接触的另外一个神经元的轴突终末。

我们首先会记录到接收信息的神经元上的负向跨膜静息电位，这可以用一个伏特的千分之一，即毫伏来衡量。一个典型的神经元跨膜静息电位约为-70毫伏，等于一节5号电池电压的二十分之一。然后，我们电刺激邻近神经元的轴突终末，使它释放神经递质到突触间隙。在这个实验中，神经递质是谷氨酸。

这里以谷氨酸为例，是因为它是大脑中最常见的神经递质。谷氨酸在突触处被释放后，随即扩散并穿过隔开两个神经元的突触间隙。谷氨酸不是被外力喷射，而仅仅是通过扩散穿过突触的，就像一滴红酒慢慢地融入一杯水中。因为突触间隙很窄，谷氨酸只需要5毫秒的时间就可以从一个神经元的突触前轴突终末到达另一边，即另一个神经元树突的突触后膜。多数谷氨酸扩散后没有产生效应，有些则特异性地结合到了突触后膜上的谷氨酸受体。大脑中有很多不同的神经递质，谷氨酸只是最常见的，除此之外还有很多重要分子，在提到脑特殊功能的时候我会一一提及。

谷氨酸受体具有非常复杂的分子机制。它由4个相似的部分组成，并形成了一个围绕中央孔的环形结构（图2.6）。在静息状态，这个中央孔紧紧关闭。当谷氨酸结合到受体后，关闭的中央孔闸门打开，使得某些特定离子可以进出细胞。受体的中央孔非常小，其特殊的化学特性只允许特定的离子通过。因此，中央孔有一个特别

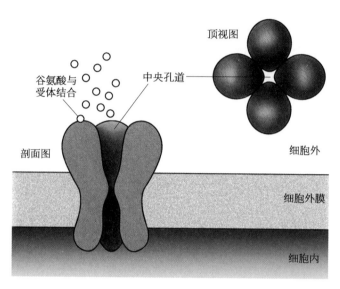

图 2.6　图示突触后膜的谷氨酸受体。谷氨酸与受体结合后打开了中央孔，也就是离子通道。（Tycko 绘图）

的名称，叫做离子通道。以谷氨酸受体为例，它的离子通道允许钠离子和钾离子通过。当中央孔打开时，钠离子从神经元外部（高钠浓度）快速移向内部（低钠浓度），钾离子则沿相反的方向从内部（高浓度）移向外部（低浓度）。在这个过程中，进入神经元胞内的钠离子要多于进入胞外的钾离子。

此过程中，钠离子的流入超过了钾离子的流出，等于有净的正电流进入细胞，正向增加了树突细胞质膜的电位差，使得−70毫伏的静息电位稍微去极化，比如说达到−65毫伏。谷氨酸扩散而离开受体后，离子通道的中央孔再次关闭，膜电位回复到静息状态。整个事件从开始到结束持续约十毫秒，它有一个冗长的名字叫做"兴奋性突触后电位（excitatory post-synaptic potential，简称 EPSP）"。

在大多数神经元，单个 EPSP 引起的反应只是简单的电压变化，随即就消失，就像上面所提到的。这是一个典型的大脑活动过程，这样神经元即可以忽略极低水平的电活动，犹如忽略大脑中所产生的噪声。当我们激活一组神经元末梢，使得它们同一时间释放谷氨酸时，情况就非常不同了。那时树突和轴丘处都会产生大的 EPSP，而轴丘信号的强度达到了一定的阈值时（比如−60 毫伏），就会发生很奇特的事件。在轴丘处，膜电位不是返回到静息水平，而是爆发性地向上偏转然后飞速地返回。这个爆发性的反应就是动作电位，是大脑信息的基本单位。

为什么会有动作电位，而且首先在轴丘产生？答案在于这个部位的细胞质膜结构。不同于树突或细胞体，轴丘拥有高密度的各种离子通道。这些离子通道不是因为结合谷氨酸而打开的，而是由于有内在的局部膜电位感受器，它们在静息时关闭（−70 毫伏），在去极化时打开（−60 毫伏或更正向）。当来自不同突触的 EPSP 在轴丘处叠加，驱使膜电位达到−60 毫伏时，这些电压敏感的离子通道就会打开，它们只允许钠离子通过中央孔。钠离子进入后，膜电位变得更正。更多的电压敏感性钠通道在这个快速正反馈循环中开放，建立了爆发性的动作电位的上升相。

经典的动作电位峰值在 +50 毫伏左右，然后快速返回到静息水平。有两个因素参与了这种快速的峰值-反转过程。第一，电压敏感性钠通道快速开放，但开放只持续约一毫秒，而后迅速关闭，这限定了动作电位的持续时间。第二，另一种电压敏感性的钾离子通道同样在膜去极化时开放，但是开放缓慢，而且在开放时钾离子会冲出神经元。带正电荷的钾离子从细胞内流出，使膜电位变负，构成动作电位的下降相，细胞质膜电位也回到了静息位置。

　　轴丘是动作电位之源，也是动作电位传向轴突末梢的起点。幸运的是，电压敏感的钠离子通道正反馈机制可以使动作电位沿轴突传送。钠离子的流入使得轴丘质膜电位变正，也使得轴丘邻近和远离胞体的轴突质膜电位变正。因为轴突邻近段同样存在电压敏感性的钠离子通道，它们打开后，钠离子局部流入，使得更远一段的膜去极化，以此类推。这种方式下，动作电位沿轴突传递，犹如火焰在导火索上前行，每一段轴突质膜都会"点燃"下一段质膜，直到轴突末梢。

　　参与动作电位的电压敏感钠通道是许多从动植物提取的神经毒素的作用靶点。干扰这些通道，就几乎可以阻断所有大脑（还有神经系统其他部分）的信号。这里，最出名亦最声名狼藉的动物即为河鲀，也即日本吹肚鱼（图 2.7）。它的毒素称为河鲀毒素，是一种极其小的分子，刚好可以插入钠通道中央孔的外部，从而阻断钠通道。河鲀毒素的毒性是氰化物的 100 倍，一只河鲀足可以毒死 30 个人。可以想象，在日本没有出台法律严令控制饭店烹饪含大量河豚毒素的河鲀肉之前，有多少人因为进食河鲀肉而死去！河鲀至今仍是日本天皇和皇族禁用的食物。

　　言归正传，没有河鲀毒素或其他药物阻断时，动作电位便可以继续沿着轴突传递。一个很形象的说法是把轴突比作绝缘的铜导线。不过，这种说法掩盖了一个根本区别：神经

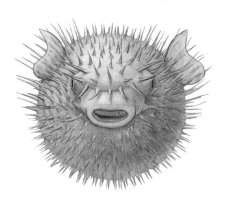

图 2.7　河鲀。(Tycko 绘图)

细胞上非常低的导电效率。铜导线毫不费力地就可以让电信号快速传递：它完全被动，是良导体，绝缘良好，不易丢失电荷。我们看到的结果就是，电信号在铜导线上的运动速度接近光速，以每小时约 10.8 亿公里的速度传递。相反，轴突上的电信号传导是靠分子活动（电压敏感离子通道的快速开启和关闭）来传递动作电位，轴突又是相当差的导体。轴突内的盐溶液可不像铜那样容易导电。还有，轴突外膜是很差的绝缘体。

更形象的说法是将轴突内的电信号传导比作液压水管。绝缘的铜导线像是 3 米直径的钢水管（不会漏水，中央的水流很大），而轴突就像是 2.5 厘米直径的花园用橡胶软管（中央的水流很小），外表有很多小孔（水不停流出）以灌溉花圃。缓慢的流速加上小孔的渗漏使得管内的水流速很慢。类似地，电流在轴突中的流动也存在流速慢和易流失的问题。所以，通常电信号在轴突中传递很慢，约每小时 160.9 公里。然而大量极细而又绝缘不好的轴突电流以每小时 1.6 公里的速度传递。流速最快的（极粗，又被胶质细胞很好地绝缘）为 643.7 公里。但是，就算在传递速度最快的轴突，比如命令你的手指本能性地从热火炉上拿开的轴突，其电信号传播速度还不到铜导线的百万分之一。

神经元不同于人造装置（如经常与人脑相比的电脑）的另一个地方，在于信号所涉及的时间范围。发放动作电位是神经元编码和传输信息的主要模式，所以电位发放的时限异常重要。截止到 2006 年，台式电脑的中央处理器处理速度为 100 亿次 / 秒，而人脑中一个典型的神经元，放电频率限于每秒 400 次（尽管一些特殊的神经元。如负责高频编码的听觉神经元，一秒钟可发放 1 200 个动作电位）。而且，大多数神经元不能长时间维持这种高频放电（如长于几秒钟），之后就需要休息了。在这样的速度和时间限制下，大脑仍可如此高效运作，真令人惊奇。

回到神经元的故事。刚才我们谈到动作电位在轴突高速公路上高速驰骋，最终到达目的地。当动作电位到达神经末梢时，膜电位产生特征性的正向偏转。但在神经末梢，去极化开放电压敏感性钠通道，同时开放另一种选择性通透的钙离子通道。像钠离子一样，钙离子带正电荷（两个单位正电荷），且胞外比胞内浓度更高。于是，当钙离子通道开放时，钙离子也会内流。

钙离子流入细胞时，不仅引起细胞质膜的正向偏转，也会启动独特的生物化学反应。特殊的钙离子敏感蛋白就构筑在包含神经递质的突触囊泡上。这些感受蛋白与钙结合后，启动一系列复杂的生化反应，导致突触前的囊泡与叫做释放位点的细胞质膜上的特殊部位结合，并与之融合。囊泡的融合形成了极像是大写希腊字母 Ω 的结构，这样囊泡中的包含物，即谷氨酸分子，就可以扩散到突触间隙，并最终与突触后受体结合（图 2.3）。神经元信号就以这种方式完成了从 EPSP 到动作电位到谷氨酸释放再到 EPSP 的循环，信息也从一个神经元传到了另一个神经元。

艾伯特·爱因斯坦常常批判海森堡的不确定理论说："上帝不会用掷骰子的方法来操纵宇宙。"根据标准的现代物理学观点，爱因斯坦的说法是错误的。如果我也作个相关的推论说，"大脑不会用掷骰子的方法来操纵突触"，那同样是错误的。在大脑的大多数突触上，动作电位传到突触前轴突末梢并引起钙离子内流，却不一定意味着囊泡融合和神经递质的释放。这里还有概率的因素。大脑中单个动作电位导致突触神经递质释放的平均概率为 30%。有的突触释放概率低于 10%，而有的突触每次都可以释放（释放概率为 100%），当然这些都是特例，不具普遍性。大脑中多数突触的功能并不可靠，是有问题的。

刚才的模拟试验已经揭示了完整的神经元电信号环路，这是理解许多脑功能的基础。但是实际情况要比这个例子复杂得多。谷氨酸打开离子通道，正电荷进入细胞，促使膜电位正向偏转，这称之为兴奋（即所谓的兴奋性突触后电位，EPSP）。还有其他神经递质产生相反的作用——抑制，使得突触后动作电位的产生减少。举个例子，大脑中主要的抑制型神经递质是 γ-氨基丁酸，简称 GABA。GABA 与其受体通道结合，通道开放，氯离子进入突触后神经元，由于氯离子带负电荷，因而使得膜电位更负。很自然地，这种电位被称作抑制性突触后电位（IPSP），使突触后神经元更难产生动作电位。

实际上，神经元在某一时刻能否产生动作电位，取决于许多突触（兴奋性和抑制性突触）同时活动的综合效应。试想一下，每个神经元平均接受 5 000 个突触联系，其中，约 4 500 个是兴奋性的，500 个是抑制性的。在某一时刻只有很少的突触被激活。大多数神经元不会由于一个兴奋性突触活动产生动作电位，而需要 5～20 个突触的参与（一些神经元需要更多突触参与）。

谷氨酸和 GABA 都是快速作用的神经递质：与受体结合后，它们产生的电信号在几毫秒内就会产生。它们是快速作用的神经递质，在大脑内占绝大多数。也有别的神经递质。甘氨酸是类似于 GABA 的抑制性递质：打开受体偶联的离子通道，使得氯离子进入细胞，并抑制突触后神经元活动。常在神秘小说中被重墨渲染的马钱子碱，可以阻断甘氨酸受体，抑制其作用。另一个例子是兴奋性神经递质乙酰胆碱，类似于谷氨酸，其受体离子通道打开后，使得钠流入和钾流出。乙酰胆碱的作用发生在大脑部分神经元，也有在神经与肌肉间的突触。南美洲狩猎人使用一种箭毒，叫做管箭毒，可阻断这种受体。动物被箭毒沾过的箭射中后，四肢完全瘫软，仿佛神经指令不能激活肌肉收缩了。

除了谷氨酸、GABA、甘氨酸和乙酰胆碱这些快作用的神经递质外，还有缓慢作用的神经递质。这些神经递质与不同的受体结合后，不是开启离子通道，而是激活神经元内的生物化学反应过程。这些生物化学事件引起的反应启动慢，持续很长时间：典型的是在200毫秒～10秒钟之间。许多慢反应神经递质不会直接产生电效应：它们与受体的结合不会引起膜电位的正向或负向移动。反之，只有与快作用神经递质同时作用，它们才会明显地改变细胞的电学特性。例如，慢作用神经递质去甲肾上腺素，在电位水平从正常的-65毫伏移向-60毫伏而引发动作电位时才能改变电压。在沉默神经元（silent neuron），去甲肾上腺素的释放不会带来任何变化。但当神经元接收到快反应突触的输入时，去甲肾上腺素会改变膜电位。如果谷氨酸被释放到这个神经元上，就会使神经元膜电位从静息状态的-70毫伏上升到-65毫伏，进而引发动作电位。但是，在没有去甲肾上腺素时，同样的谷氨酸将不能引发这类突触的动作电位。用生物化学术语来说，就是去甲肾上腺素对动作电位发放具有调制作用：它们本身不直接诱发放电，却能改变由其他递质诱发的动作电位特性。这里传达了一个基本概念：

快作用递质适合传递一系列需要快速信号的信息，而慢作用递质适于调节整体的基调和幅度。

神经递质释放到突触间隙并扩散开来后，最终达到一个很低的浓度。稍前，我援引了一个形象的比喻，这个过程正如把一滴红酒滴入一杯水，最终水杯会变成淡淡的粉红色。神经递质如果只释放一次还好，但要是一段时间内，神经递质不断释放，就必须有一些机制，把脑细胞周围液体中的神经递质清除掉，才能避免神经递质达到有害的高浓度（递质受体的不断激活常会导致神经元死亡）。拿红酒玻璃杯故事来比喻，如果不停地往玻璃杯中滴加红酒，就会使水杯变成粉红直至红色。

谈到神经递质释放后的清理，当然就必须有清理垃圾的东西。对于一些神经递质来说，清理方法正如最典型的美国人的解决之道：在屋子前院焚烧垃圾。例如，乙酰胆碱是在突触间隙由一个专门为此的酶来销毁的。其他大部分神经递质可以得到欧洲式的待遇：循环利用。通过膜上一些特殊的转运体，谷氨酸分子被吸收到神经胶质细胞中。在那里，它们经过一些生物化学过程，然后被送往神经元再次利用。大多数慢作用神经递质，如多巴胺和去甲肾上腺素，被直接吸收回轴突末梢，包装到囊泡再次利用。有趣的是，GABA好像有两条去路：被轴突末梢和神经胶质细胞吸收。一些神经递质转运体是很好的神经药物作用靶点（如抗抑郁药百忧解及其类似物），因为阻断了它们，就可以使神经递质在突触间隙滞留更长时间，达到更高浓度。

大脑中的所有信息，从闻到玫瑰花香，到挥动手臂拍击游泳池的水，乃至梦见裸体去上学，都是通过以海量突触相互联络的神经元的动作电位编码而形成的。我们已经对大脑的电信号有了一个整体的认识，那下面我们再考虑一下大脑必须面对的挑战：利用不甚理想的部件去竭力完成脑功能。第一个挑战是，因电压敏感性钠离子和钾离子通道开放和关闭所需时间而造成的放电频率的极限。结果就造成一个神经元的最大放电频率只有 400 次 / 秒（现代台式电脑每秒可以完成 100 亿次操作）。第二个挑战是，轴突是慢速而又漏电的导体，动作电位的传导速度是每小时 100 米（电子信号在人造设备中的移动速度接近 10.8 亿公里 / 小时）。第三个挑战是，一个动作电位在向突触终端传递时，整个行程变为徒劳无功的概率很高（70% 以上），没有诱导神经递质的释放。这太差劲了！在只处理简单任务的蠕虫或水母的中枢神经系统，这些制约因素还可以被容忍，但对于人脑，（古老的）神经元仍带来这些制约因素就需要考量了。

大脑是如何利用这些低劣部件来实现人类智力功能的呢？还有，鉴于上述比较，我们的大脑又如何轻易完成通常使电子计算机都手足无措的某些任务的？例如，无论从前面观察一条洛特维勒牧羊犬，还是从后面看一只狮子狗，我们都能迅速地识别出它们都是"狗"吗？这是一个深奥的问题，是神经生物学的中心问题，目前还没有详尽的答案。然而，似乎下面的说法是一个逐渐被普遍接受的解释：单个神经元都是极其缓慢、不可靠且低效率的处理器。但是，大脑是一万亿个非最优处理器的聚合体，大量互联形成 500 万亿个突触。因此，大脑可以利用大量神经元的同步加工以及随后的整合模式来解决复杂问题。大脑就是一台拼装电脑，尽管每一个处理器的功能极有限，但大量相互关联的处理器则效率惊人。

　　除此之外，尽管大脑的总体线路图已被遗传密码所决定，但大脑的精细线路可被经验修改，这就允许突触强度和联系可由经验而改变，即所谓的突触可塑性（我会在第三章和第五章讨论）。这就是大脑，它使用大量相互关联的平行构造，加上精细的反馈信息，就把简陋的部件组成了一个令人惊叹的装置。

第三章

装配的需求

大脑发育是一项令人生畏的工程。在受精卵发育为成熟机体的过程中，神经系统的构建必须非常精确。小型蛔虫——秀丽隐杆线虫——可以产生、构建和连接成一个神经环路（图 3.1），包括了 302 个神经元和大约 7 800 个突触。这 302 个神经元是从快速分化的前体细胞发育而来的，然后移行到身体的特定部位，表达正确的蛋白质，制造出神经递质，形成离子通道、受体等。最后，这些神经元还必须向正确的方向长出轴突和树突，使所有神经元正常连接起来。如果神经环路发育过程中产生任何错误，那么它们将不能在泥土中蠕动，或者难以觅食，也可能无法躲避危险等。详细陈述这些神经元的特性和联系是一件极其复杂的事情。但幸运的是，编码秀丽隐杆线虫 DNA 的约 19 000 个基因可以帮助我们了解这个过程。

显然人的大脑要面对大得多的挑战。在发育中，它必须正确规划约 1 000 亿个神经元和 500 万亿个突触的定位、特性和连接。如果所有过程要用 DNA 来编码，那么我们就需要比蛔虫多得多的基因。事实上，目前从人类基因组计划中得到的最可靠数据是人只有大约 23 000 个基因，并不比蛔虫多很多。人体 70% 的基因表达于脑中（大脑不仅是人体的能量耗竭器，也是基因耗竭器）。由于蛔虫的神经

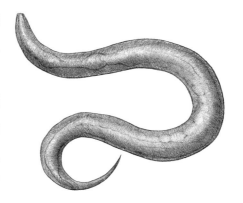

图 3.1　秀丽隐杆线虫大约 1 毫米长，身体是透明的，这样研究人员就可以看到它的身体内部结构，包括 302 个神经元。（Tycko 绘图）

元非常小而且分布稀疏，难于解剖和分析，所以我们并不清楚蛔虫的神经系统表达了多少基因，但合理估计约有 50%。这样粗略估算，蛔虫 302 个神经元中表达有 9 000 个基因，而人 1 000 亿个神经元中表达有大约 16 000 个基因。有证据显示，人基因和蛔虫基因很相似，都使用了一种叫"选择性剪接"的把戏，使得单个基因可以生成多个相关的基因。但是，即使设想人神经基因的平均选择性剪接数目是蛔虫的 3 倍，我们还是得要回答一个问题：为什么人每个神经元的基因产物数目（完成大脑发育所需的遗传信息容量的粗略估计）比蛔虫低大约 1 亿倍？

　　所以，人的基因事实上是如何完成其任务的，又是如何指导大脑这一如此巨大又复杂的器官发育的呢？简单的答案就是它们做不到：虽然大脑的形状、外形尺寸、各个脑区间联系的大体模式、细胞类型都是由基因控制的，但是细胞的具体细节结构并非如此。大脑的特异化和网络精细化并非取决于基因，而是外在影响因素，

包括环境。在这里，"环境"这个词涵盖范围很广，包括子宫的化学环境以及从子宫内就开始的经验感受，一直到大脑发育成熟的儿童时期。

一个核心问题就是先天和后天对大脑发育的相对贡献。这听起来很神秘，但它是自达尔文时代以前就展开的大讨论的中心问题：先天素质（nature）和后天培养（nurture），哪个因素在决定人类精神和性格中更重要？这场争论非常有名，但常常陷入僵局。在过去的150多年间，科学界的思潮像钟摆一样在两极间摆动了若干次。一些极端的"后天主义者"，如行为心理学的创始人伯尔赫斯·弗雷德里克·斯金纳（B.F.Skinner）宣称，人的大脑就像是空白的石板，没有任何基因约束，人的认知和性格都依赖于经验，尤其是早年的经验。争论的另一方是极端的先天主义者（不要和那些喜欢裸体跳蹦极的天体主义者搞混了），包括历史人物威廉·詹姆士（William James）。他们宣称人的精神和性格特征绝大部分是由基因决定的，除了一些极端的环境和事件，比如长时间被关在黑屋子里，早年经历并不重要。

今天争论还在继续，但是大家的观点已经趋于中庸。现在很少有科学家坚持极端的先天或后天观点。产生这种情况的部分原因是，越来越多的证据显示，一些精神和行为特征是由基因决定的。其中一个证据来自同样遗传来源的双胞胎（生物学称为同卵双生），他们出生后旋即分开，在不同家庭抚养。例如，心理学家可以对同卵双胞胎进行心理测试，以确切描绘他们的性格特征，比如是否外向、谨慎或者率直，结果表明双胞胎有很多相似的特征，不论是否在一起长大。这样的研究如今在很多国家进行，大部分是比较富裕的国家。

在被分别收养的同卵双胞胎身上测试"一般智力"会引起很多争议，这毫不奇怪。早期这方面的研究设计非常草率，有些甚至存在科学错误，而近来大量精心设计的实验似乎得出一个相似的结论：在来自中产阶层或富裕家庭的儿童和青年中，研究人员通过研究一系列双胞胎，包括同卵或异卵、共同或分开抚养等组合形式，大约50%的一般智力取决于基因，剩余的则由环境因素决定。换句话说，基因对一般智力的影响要比性格小得多。

一些细节来自对独特的双胞胎进行的智力测验。比如，同卵双胞胎被不同的家庭收养，其中一个家庭非常贫困，那么在贫困家庭成长的孩子的智力测验得分要比另一个低得多。在贫困家庭长大的双胞胎的智力测验表现要比在中产阶级家庭成长的双胞胎差。但在中产阶级家庭长大的双胞胎的表现并不比富裕家庭的双胞胎差。换言之，在一般智力测验中，基因和环境都有作用，但在极端的环境剥夺情况下，比如贫困家庭，环境因素的影响会变得非常大。

相反地，一些行为特征并不怎么受基因的强烈影响：饮食习惯非常依赖于早期经验（包括啮齿类和人类），因此不同家庭收养的双胞胎，其饮食习惯是不同的。幽默感是另一个例子。分开抚养的双胞胎不会对同一件事感到好笑，却与他们同一家庭的孩子具有相似的幽默感。这些例子表明，基因并不一定普遍控制心理特征。我们必须根据实际情况来考虑智力功能的不同方面。

研究分开抚养的双胞胎对于解读基因和环境的作用是非常有用的，但这并不完美。首先，相同环境的影响在子宫中就开始了。例如，母亲在怀孕期间血液中的应激素水平比较高，那就会同等影响双胞胎的发育。这个例子虽然属于生物学影响，却不算基因影响，而是后天影响。第二，虽然（对于分开抚养的双胞胎）大众意识里有根深蒂固的"出生后就算分开"的观念，但事实上，这样完全的分开很少发生。大部分被收养的双胞胎在分开前几天到几个星期（有时几个月）都会在一起，经受一样的保育环境。第三，一些参与研究的双胞胎在研究开始之前就已经重聚好几次了。也就是说，直接比较分开抚养或共同抚养的双胞胎，会过高地估计基因的影响力。然而，比较分开抚养的同卵双胞胎和异卵双胞胎（相同性别）的研究就不会有上述问题，因为所有因素对他们而言是等同的。确实，早期研究发现分开的同卵双胞胎在人格测验中比异卵双胞胎有更显著的相似性。因此，人的一些行为特征确实是由基因控制的。

在先天–后天的论战中，让许多科学家更接近中庸观点的另一个重要因素是，人们更好地理解了基因和环境是如何在脑细胞中相互作用的。在过去，人们倾向于认为基因和行为的相互作用只有一种方式：基因影响行为。现在我们在总体上知道，环境也可以影响基因在脑细胞中的功能。换言之，后天可以影响先天，反之亦然。在脑内，两者的因果性是双向的。

让我们简要地回顾一下分子遗传学的知识，以帮助我们理解环境如何影响基因。人体的每个细胞都包含了完整的基因组，共23 000多个基因，排列在双链DNA上，形成23对染色体（一套染色体来自母亲，另一套来自父亲）。每个基因都包括一系列的DNA碱基对，它们提供的信息最终合成一条氨基酸链。这些氨基酸链就是蛋白质。蛋白质构成细胞重要的结构和功能单位。例如，它组成了我们已经谈到的所有重要的神经分子，包括离子通道（如诱发动作电位上升相的电压依赖性钠通道），生成化学反应和降解神经递质的酶（比如乙酰胆碱酯酶，可以降解神经递质乙酰胆碱）、神经递质受体（如谷氨酸受体），还有一些结构分子，如微管以及维持神经元形态的骨架蛋白。

身体的每一个细胞都由 DNA 编码，基因组则编码蛋白质合成的信息。但在一个特定时间，体内特定细胞中只有一小段基因处于激活状态，可以合成蛋白质。只有少部分基因在体内所有细胞内持续表达，这些基因称为管家基因。管家基因一直处于激活态，指导蛋白质合成；别的基因则只在一些细胞类型中激活。比如，胃部细胞并不产生用来长头发的蛋白质，而头发毛囊细胞也不产生用于分泌胃酸的蛋白质。还有一些基因在发育中特定的时间点或者在特殊信号刺激下开放或关闭，这些就是我们感兴趣的基因。

基因表达是基因开关的过程。这一过程的分子机制非常复杂，是生物学的一个分支研究领域。但简而言之，DNA 序列中一段或若干段被称为启动子的序列必须在信息编码区的附近区域被激活。启动子可以被叫做转录因子的分子激活。典型地，一个启动子有一个特异的转录因子，并与之结合。有时，为了激活一个基因、启动一系列事件并最终表达产生编码的蛋白质，一组特定转录因子必须同时全部结合并激活相应的启动子（图 3.2）。

转录因子可以通过不同的方式被激活。例如，一只大鼠被关在一个笼子里若干星期，然后突然被换到另一个不同味道和光线的笼子，大鼠脑内大脑皮层和海马区的一组神经元会产生一串动作电位来适应这个新环境。神经元爆发动作电位时，电压依赖的钙通道就会打开，钙内流进入细胞。细胞内钙离子的增加就激活了一系列生物化学信号，最终导致转录因子激活，其中一类转录因子称为 SRF。

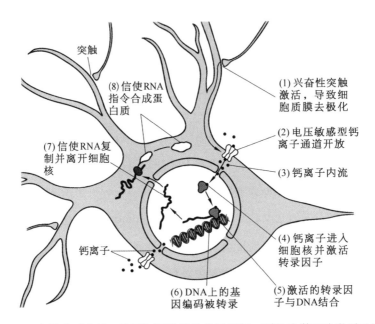

图 3.2　大脑中"先天－后天"间联系的分子机制。刺激感觉系统激活了神经元的兴奋性突触，接着又通过连续的生化反应，使细胞内的钙离子浓度瞬间大量增加。钙离子激活转录因子，使它们和基因的启动子区域结合，引起基因表达。启动子被激活后，基因产生信使 RNA，它最终可以指导蛋白质的合成——基因表达的最后一步。（Tycko 绘图）

　　SRF 可以和存在于许多不同基因的一个启动子 SRE 结合。SRE 启动子激活还不足以启动基因的表达，但它是基因表达所必需的。另一些转录因子是存在于细胞外的分子，它们穿过细胞质膜进入细胞核后直接和启动子结合。许多激素像雌激素、甲状腺激素都是这样起作用的。

　　这样，转录因子对启动子的作用就依赖于一种生物学机制了，即所有形式的经验都可以影响基因表达，不是通过改变遗传信息的结构，而是通过控制基因表达的时间。要注意的是，转录因子是控制基因表达的一个重要因素，但并不是唯一的。在基因激活和蛋白质表达之间存在另外许多步骤，每一步都是调控的靶点。我不会深入探讨发生的所有过程，主要介绍一些可以让经验影响基因表达的生物化学通路。

讲了先天-后天论战中的讨论要点之后，请一起跟着我去看看大脑的发育，先是子宫，然后是生命早期。受精卵分裂形成一个细胞球，几天后植入到子宫内膜，最后变平形成胚盘，这是一个直径约1毫米的薄煎饼状结构。胎盘的外层细胞称为外胚层。随后几天，外胚层接受了周围组织的化学信号，发育成神经板，它是胎盘的中心结构。随着胚胎的发育，神经板边缘开始卷曲，相互融合而形成神经管。最后，神经管的一端发育成脑，另一端发育成脊髓。神经管的中央空腔最终形成脑室，那是一个位于脑和脊髓中央的充满液体的空间。这是受孕后大概一个月内的情况。

这个时候，组成神经管的并不是真正的神经元，而是大约125 000个所谓神经元前体细胞。这些细胞以疯狂的速度重复分裂，产生越来越多的前体细胞。发育过程中神经系统前体细胞的分裂速率令人瞠目结舌，在妊娠期前半段每分钟约有250 000个新细胞产生。大部分的细胞分裂发生在发育中的大脑深部，靠近充满液体的脑室。一个前体细胞有很多种命运。它可以分裂成更多的前体细胞，也可以分化成神经元，或者成为神经胶质细胞。决定前体细胞命运的因素对于决定大脑以及相关区域的最终大小是非常关键的。

很多年前，人们已经熟知脑的大小受基因的影响非常大。近年来，精密的脑部扫描仪器不仅大大提高了脑部测量结果的精准度，还可以使科学家分开测量主要由神经元的轴突束构成的部分（称为白质）和包含绝大部分神经元胞体和树突的部分（称为灰质）。非常明显的是，不论是隔开还是一起成长，95% 的同卵双胞胎的灰质容积是差不多的。而异卵双胞胎拥有的是普通兄弟姐妹一样的遗传相似性，灰质容积只有大约 50% 相似。

这个震撼性的发现引出了一个显而易见的问题：我们能否识别出特征性的基因，它在脑发育过程中可以控制前体细胞分化，继而影响脑的大小？近几年，已经搜索到了一小群备选基因。这些基因的功能是在研究罕见的不可治愈的家族性小头畸形之时被发现的。小头畸形是一种非常严重的遗传性疾病，它导致患者大脑只有正常大小的 30%。小头畸形并不是说脑的大小只是在正常范围里偏低。确切来说，成年小头畸形患者脑的大小很接近于黑猩猩的脑，也就是和我们 250 万年前的祖先南猿（*Australopithecus africaus*）的脑差不多大。

对小头畸形的研究发现了若干与此病有关的基因变异可能性。当然，我们目前最了解其中的一个基因——ASPM。ASPM 基因表达的蛋白质参与了细胞分裂；特别地，它有助于细胞生成有丝分裂纺锤体，后者对于新产生的子细胞得到相应正常染色体组是非常关键的。此蛋白质的一个重要部位可以和信号分子钙调蛋白相结合。线虫的 ASPM 基因中钙调蛋白结合域的编码序列有 2 个拷贝，果蝇有 24 个拷贝，而人则有 74 个拷贝。此外，通过对人、黑猩猩、大猩猩、猩猩和恒河猴 ASPM 基因的点对点比较分析，人们发现 ASPM 基因，特别是钙调蛋白结合域的进化，特异性地在类人猿时期得到了加速。ASPM 基因的最大差异程度是在从类人猿进化到人的过程中发现的。因此 ASPM 和一些类似的基因可能在人脑体积膨胀的进化过程中扮演了重要角色。可以断言在不远的将来，科学家会仔细搜索 ASPM 和相关基因的变异体，检测这些变异体是否能使脑超越正常的大小范围。

怀孕期大脑的发育不只是大堆大堆细胞毫无规律的堆积，大脑形态也开始呈现了重要变化，出现了一些特定区域（图 3.3）。在怀孕的第二个月末期，神经管形成了 3 个突起。最前面的突起最终膨胀形成大块折叠的皮层（以及附近的其他结构）。由于不同区域细胞增长的速度不同，较低的部分形成两个近似直角的弯曲结构，这些

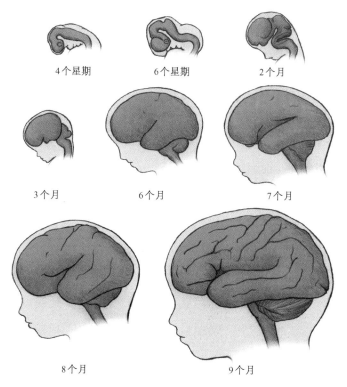

图 3.3　受孕 4 周（神经管刚刚形成）到出生阶段的脑的发育。中间阶段显示了神经管膨胀的形成、延伸及弯曲，最终形成了新生儿的脑。相对于后期阶段，画中脑发育的早期阶段被放大了，如怀孕 4 周的神经管只有 3 毫米长。（引自 Cowan WM.1979. *Scientific American*, 241: 113. Tycko 绘图）

弯曲有助于脑中较低的部位进入正确的位置*。某些区域会向外延伸，变得非常大，比如小脑就是从发育的脑的背部延伸出来的。出生时，构成成年人脑的许多神经元就已经产生。但是出生时的脑还远未成熟，因为还需要形成许多细微的连接。

神经管的膨胀和弯曲勾画出脑的不同区域，比如皮层、中脑、小脑等，这是由一系列同源异型基因控制的，它们是脑早期发育的主要调节器。同源异形基因编码产生的蛋白质是什么呢？你猜对了！就是转录因子。由于转录因子能激活许多其他目的基因，包括形成不同区域间分界的基因和促使成群细胞聚集在一起的基因，因此同源异型基因具有非常广泛的功能。通过变异或药物干预同源异型基因的表达，将使脑的发育产生重大的、通常是致命的缺陷。

一旦神经前体细胞完成了分裂，它们必须从进行细胞分裂的特定区域（该区域与侧室相邻）迁移到脑内的最终位置。人们还不完全了解指导神经细胞迁移的分子机制，但已经了解了指引迁移细胞的粘连分子和排斥细胞迁移的其他分子。在脑内那些分为不同细胞层的区域，比如小脑或皮层，神经元严格地沿着一类特殊的神经胶质细胞所形成的支架移动，这类神经胶质细胞称为放射状胶质细胞，它们从室侧延伸出来直到脑的表面（图3.4）。这些层通过以下的方式产生：在发育的皮层中，最早产生的细胞迁移一小段距离到邻近的区域，而那些较迟产生的细胞则沿着早产生的细胞向距皮层表面更近的地方靠近。通过这种方式，皮层形成了一种内面向外的形状，最初产生的细胞位于皮层的最深处。这个复杂的过程会出错。迁移

---

*译注：有兴趣的读者请参阅相关图书以获得感性认识。

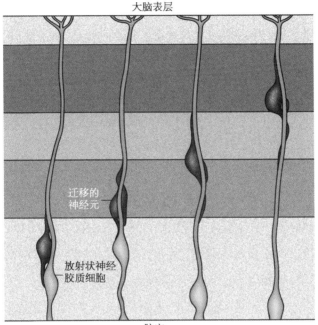

图 3.4 新生神经元的迁移。它们沿着放射状胶质细胞而到达皮层的正确位置。放射状胶质细胞作为一种支架，从充满液体的脑室（神经前体细胞分裂的地方）一直延伸到脑的表面。在那里，神经元迁移入靠近脑皮层表面的一层。但有意思的是，小脑中的这个过程是相反的。新产生的神经元在小脑的外表面，然后依附着放射状胶质细胞迁移到小脑的内部。（摘自 Elsevier 出版社。Kriegstein AR, Noctor SC. 2004. *Trends in Neuroscience*, 27: 392. Tycko 绘图）

中产生的错误影响要比同源异形基因的缺陷所带来的后果轻，但仍然是非常严重的：异常的神经细胞迁移能导致大脑整体性麻痹、智力缺陷和癫痫。

随着胚胎发育，神经管中不断分裂的前体细胞最终将生成脑内所有类型的神经元。神经元的多样性包括大量不同的特征，如形状、位置、电生理性质及使用的神经递质。稍后某个时刻，各种特征的神经元都会通过延伸出来的轴突和树突恰当地聚在一起。现在，让我们考虑一个问题，就是这些早期神经元是如何定性的。有人设想，神经元刚形成时并没有限定其命运。从这种观点看来，神经元是相同且具有多重作用的：神经元的特性完全取决于它们在脑中的位置以及从周围细胞接收的信号。相反的观点是，在分裂一定次数后，神经前体细胞分为不同的世系，所有来自某种特定前体细胞的子细胞（以及它们的子子细胞），都将只成为一种类型的神经元。

让我们来看看皮层的情况。皮层深处的一类神经元被称为第五层锥体神经元，其外形像胡萝卜，狭窄的终端朝向上方。第五层锥体神经元有一根长的主树突和短的分支树突，这些分支的趋势是朝上或朝下，而不是朝向侧面。这种神经元以谷氨酸作为神经递质，接受来自丘脑的输入。接近皮层表面的是另一类神经元，称为第二层细胞。用亮绿色染料标记正常情况下发展为第五层细胞的大鼠早期神经前体细胞，然后移植入另一只大鼠皮层的第二层，这些细胞就拥有了第二层细胞的特性。这个结果证实了前面一种观点，即发育中的神经元来自拥有不同特性的前体细胞。但在相反的实验中，将正常情况下形成第二层细胞的后期前体细胞移植入第五层后，这些细胞并没有停留在这一层生长成第五层细胞，而是迁移出第五层并且找到第二层，然后在那里以正确的方式生长。这个发现支持第二种观点，就是说，神经元的特性由它们的世系特性所决定。虽然这些例子是来自皮层的，但是所表达的观点也适用于脑的其他区域：区域信号和细胞世系共同操纵了神经元多样性的产生。事实上，这个过程比上述所说的更复杂：上述两种因素的相互作用又随着脑的区域、细胞类型和发育的阶段不同而不同。

到目前为止的讨论中，我们谈了很多基因对发育的影响，却没有谈到环境的影响，这是有原因的。在发育早期，绝大部分脑的形成是由基因决定的。随着发育的进程，环境起作用的机会逐渐增大，包括在子宫中以及出生后。比较环境在脑发育早期和晚期的作用时，应该区分有害作用和有益作用。早期的胎儿没有感觉器官来捕捉外面世界的信号，完全依赖于母亲的血液供应能量、氧气和形成新的细胞所需要的分子物质。以下是一些不利因素：不当饮食，胎盘功能失常或者母亲患病，这些都会对胎儿脑的发育带来破坏性的影响。但是如果胎儿的基本需求都满足了，这些因素也不能特异性地指导或指示脑发育。

环境影响脑发育的另一种形式是激素循环。如果由于某种原因，比如社会因素（失业、亲人过世）或者炎症，母亲处于紧张状态，那么因紧张而产生的激素会进入胎儿的血液循环，影响神经元形成及细胞迁移。母亲的免疫系统也可以影响脑的发育，这不仅仅通过产生抗体，还可以通过母亲免疫系统产生的一系列分子，如细胞因子，这些因子会与胎儿的细胞因子受体结合。双胞胎的情况就更复杂了，一个胎儿的激素可以影响另一个胎儿的脑发育。

早期脑发育还会由于孕妇使用药物（包括治疗性的和娱乐性的）和酒精而受到很大影响，尤其对尼古丁敏感。有意思的是，并不是所有能影响胎儿脑发育的药物都会影响母亲的脑功能。举个例子，一些抗生素——甚至治疗痤疮的药物——都会对胎儿的脑发育有巨大影响。

在怀孕后期，随着新产生的脑细胞继续迁移和神经元类型发生特异化，真正的难题出现了：如何正确地将神经元联系在一块儿？困难在于：不仅神经元，比如说视神经，需要投射到正确的视觉部位（丘脑的一个特定区域，那里接着长出很多轴突到脑背部的视觉皮层），而且在感受光的视网膜内，光感受点的毗邻空间关系也必须在轴突生长到脑部的过程中保持不变。否则，视觉世界就会杂乱无章，无法对外部世界进行视觉成像。这不仅仅是视觉系统的问题，其他感觉系统也必须按次序连接各个区域而得到感觉信息。

20世纪40年代的一些经典实验揭示了影响脑连接的一些重要因素。加州理工学院的罗杰·斯佩里（Roger Sperry）在蛙眼的轴突长入脑内以前，将一个眼球在眼窝中旋转了180°（图3.5）。他发现，虽然眼球被旋转了，但眼球中长出的轴突还是克服了困难，找到了位于大脑视觉中枢的正常靶点。蛙的视顶盖相当于人的视觉中脑，这在第一章已经讨论过。这看来似乎是化学信号可以引导眼球神经元在视顶盖处找到正确的靶点，即便是眼球中断了物理信号。斯佩里的结论是：在发育中，突触特异性的化学特征信号可以使轴突与靶点，即细胞体的树突，互相配对接触。

化学信号能够指导合适突触形成的观点已久经考验。但是精确的、特异性的突触形成的证据还是很少。例如，实验中把蛙脑部的一半视顶盖毁坏，而不是将眼球旋转，所有来自眼球的向内生长的轴突都聚集到视顶盖剩余的那部分。这与特征模型不符（该模型认为一半的轴突将找不到原先被指定的靶点），而暗示了另一种模型，即位于目标区域的神经元表面呈现的生化分子浓度梯度指导内向生长的轴突。的确，近几年已经发现了某些分子建立了这些梯度，并且证实如果这些分子出现混乱，将干扰正确的突触形成。这证实了一部分生化分子能通过吸引或排斥生长的轴突锥的靠近，指导轴突的生长，这些分子也正是在发育早期指导神经元迁移的分子。

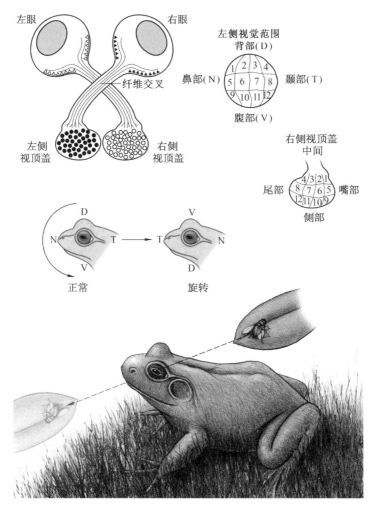

图 3.5 蛙视觉系统的连接。左上角是蛙的视觉系统的精确详解图,包括位于头部的眼球和位于脑底部的视觉皮层部分,即视顶盖。从视网膜出来的神经元是交叉发射到脑中去的,这样使得左脑控制右眼,反之亦然。更重要的是,如右上方的图所示,视网膜精确地投射到视顶盖,从而维持顶盖上视觉成像的完整(即从右侧投射到左侧)。当罗杰·斯佩里将蛙的一个眼球旋转 180°,轴突向脑内生长后,视顶盖的轴突仍然能找到正确的靶点。结果,蛙的视觉世界以反转的方式投射,当蛙捕食时就会搞错位置。(引自 Dowling JE.2001. *Neurons and Networks, 2nd ed.* Cambridge: Belknap Press. Tycko 绘图)

但是，基因主导的层级分布的化学分子信号可以完全解决脑神经的连接问题吗？答案是否定的。虽然在发育早期，感觉器官还没有功能，但在稍后脑内的连接发生时，感觉器官就开始工作了，大脑也越来越有电学活性。一些感觉，比如听觉和触觉，是在怀孕后期才具有完整功能的。至于视觉，胎儿在子宫里可没什么好看的，但是有证据表明即使没有光，还是有自发电活动波浪般地掠过视网膜。这些自发波产生的电信号就被生长中的轴突捕获，导致大脑视觉中枢的递质释放。

那么，神经元的活动在大脑连接形成中到底起什么作用呢？让我们来看两项重要的实验观察，这有助于我们阐明这个问题。首先，我们使用了一种基因变异小鼠，这种小鼠来自美国得克萨斯州西南医学中心的托马斯·萨德霍夫（Thomas Südhof）实验室。这种小鼠缺少突触前终端的一种蛋白质，这种蛋白质对于突触囊泡与突触前膜的融合是至关重要的。因此，这种小鼠完全不能释放递质，神经元的活动也就不能传送到邻近的神经元。如果神经元的活动对于大脑连接的形成是必不可少的，那么人们可以想象这种基因突变小鼠的神经元活动将会杂乱无章，轴突和树突会朝各个方向生长。最终的结果表明这种小鼠面对了一场灾难：出生时便死亡，因为它无法支配肌肉进行呼吸。但是在它出生或将要出生时，研究者却发现了一个令人吃惊的现象：小鼠大脑的内部连接基本是以正常方式进行的，轴突大体上都延伸到了正确的位置。在层状结构上，如皮层，神经元排列正确，突触也是成形的，即使突触数量比正常的要略少。虽然大脑在突触形成这点上基本上正常，但是在突触形成后的几天里，有大量的神经元死亡。这就好像是，当无法接受突触信号时，许多神经元都无法继续存活。这个发现强有力地说明在脑内的大多数部位，最初的连接即使没有神经活动的发生也能形成。

第二个观察关心的是成年患者的脑神经连接，一类患者由于内耳细胞的基因缺陷生来就失聪。正常情况下，丘脑视觉部分的神经元所发出的轴突通往皮层的视觉部分（位于大脑的远后端），但对于这些人的脑功能成像和死亡后解剖的研究都发现，听觉皮层（位于大脑的两侧）也有那些神经元的轴突。在正常发育时，早期会有一些丘脑视觉部分的轴突岔入了听觉皮层，但是这些轴突会随着时间而消失。在天生失聪的人群中，这种视觉轴突不仅保留下来，而且还长出分支。这就好像由于缺乏听觉皮层的活动，使得丘脑视觉轴突侵入了新的领域，并且形成突触联系。这可能是一种竞争机制，因为不使用的听觉轴突会不断萎缩。

这两个例子在许多相似的发现中很具有代表性。这些发现导出了一个结论，就是在大多数的脑区，大范围的连接（使轴突往正确的脑区生长）和茂密的细小连接（使轴突往正确的更精细的区域生长）都是受遗传控制的。遗传控制并不记录单个突触的编号，打个比方，不需要确定第 345721 号视网膜神经元与第 98313 号视丘神经元形成突触 *。相反，存在指导轴突生长的分级信号，它向生长的轴突传达更普遍的信息。与此对比，在精细的连接过程中（使轴突与特异神经元形成特异突触），神经活动是起作用的。遗传决定了大范围的神经元连接——这一般发生在发育早期，而环境决定了发育后期的精细连接。对人来说，脑神经连接的精细过程开始于怀孕后期，

---

* 译注：这些神经元编号由作者虚构。

并且持续到出生后的几年。

到目前为止，我基本上忽略了出生这个公认的重要事件，而只是围绕着出生前后来讨论大脑的连接。出生在很大程度上没什么好说的，因为到目前为止，没有证据能证明人的脑发育在出生过程中有巨大的或者本质上的改变。然而，妊娠晚期的成熟过程以一种与新生儿相似的轨迹继续进行。从脑发育的观点看，出生过程中最重要的事情是一个非常直观的定义：婴儿的头部必须通过产道，这也就限制了婴儿出生时脑的大小。

脑部设计得不合理使生产的母亲感到明显的疼痛。母亲必须奋力挤出婴儿头部的原因，可以直接归咎于设计不合理的脑部：人的脑从一开始就没有重新设计过，因而空间上很不合理（例如，脑内有两个视觉系统，一个原始的，一个进化的，如第一章所述），并且大脑由缓慢而低效的神经元构成（第二章），需要动用大量的互联网络处理信息，因而需要约 1 000 亿神经元和 500 万亿突触。这样，人就不得不需要一个大脑袋了。

出生时，人脑容积大概是 400 立方厘米，大约是成年黑猩猩大脑的大小。人脑持续快速发育，5 岁时达到最大容积的 90% 左右。5 岁以后，脑继续以缓慢的速度生长，20 岁左右达到稳定。从出生到 20 岁，脑的大小增大了 300% 以上，并伴随着脑结构的许多改变。大脑内一种亚型的神经胶质细胞分泌鞘磷脂，形成一种绝缘物质，将轴突包裹起来，加快动作电位的传递，减少能量的消耗。鞘磷脂的分泌导致白质增加。此外，这是一个树突和轴突广泛分枝和成形的阶段（图 3.6），还形成了许许多多的新突触。

一般说来，出生后脑体积的增大并不伴随着神经元数量的增加。

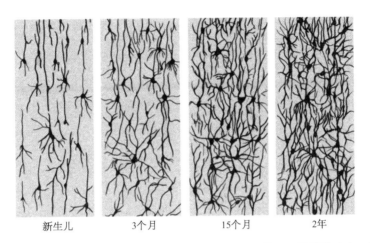

新生儿　　　　3个月　　　　15个月　　　　2年

图 3.6　人幼年大脑皮层的成熟过程。虽然神经元的数量只是稍微改变，但神经元的轴突和树突变得更加精细。这幅图表示了一群典型的神经元。这里神经胶质细胞被忽略了，如果将其画出来，将铺满神经元之间的大部分空间。（摘自 Conel JL. 1939. *The post-natal development of the human cerebral cortex, Vol.1.* Cambridge: Harvard University Press. Tycko 绘图 ）

大脑全部神经元中的一部分在出生后第一年产生，但是一些神经元也会在这个时期相继死去，这样神经元总的数量基本没有改变。如果我们计算脑发育过程中神经元的总数，包括出生前和出生后，我们会发现产生的神经元数量约为最后成熟脑内留下的神经元数量的两倍。

多余的 1 000 亿神经元发生了什么事？它们在出生前都死亡了吗？这个问题的答案可以揭示电活动是如何对大脑网络的精细结构形成过程起作用的。基本上，发育中的脑就是一个战场。神经元之间为了生存而竞争，用一句流行语可以很好地概括："要么用它，要么丢掉。"这意味着发育过程中产生的神经元数量远远超过了实际被利用的数量，而且，通常存活的是那些具有电活性的神经元。神经元形成了突触，后者释放神经递质并引起神经元的电活性。因此，洞察一些细节后就会发现这场战争不是发生在神经元整体水平上，而是发生在小规模的突触水平上。回想一下突触一般不会走向凋亡（比如耳聋的人突触还可以传递听觉信息），仍然具有活性。这包含了一部分突触竞争的观念，但还不是全部。如果邻近突触更活跃，即使一个突触活跃已然达到一定程度，也是可以"丢失"、被消灭的。突触的强烈活动不仅仅是保护和增强自身，而且使其邻居们变弱并最终被消除。我将在第五章讨论发生这种情况的大量分子机制，因为记忆储存也是使用这些相同的机制。

我们能否据此想象出脑发育处理过程的一个环境模型，即经验可以预先选择一些已存在的突触和神经元，保持具有活性的，消灭一些（相对或绝对）无活性的？这个经验雕塑师是通过雕琢发育中的脑这块石材而形成一个成熟的大脑吗？这种想法对一些脑研究者、计算机科学家甚至哲学家来说有很大的吸引力。这个想法被命名为"自然选择理论"或"神经达尔文学说"。虽然这个观点在某些方面是对的，但还远未完善。现有一些来自不同动物、脑区和条件的非常好的证据证实，经验激发的电活动能促使轴突长出新的分枝，并发育为新的突触前末端。这种情况也可以发生在突触后：电活动能形成新树突棘和小树突分枝。所以，假如脑是一块泥土，那么雕刻不仅仅是除去失活或低效的部分，更是在活跃区域产生新的连接（轴突、树突和突触）。

经验调节脑功能，这称为神经系统的可塑性。神经元可塑性的程度因脑区或发育阶段而各异。由此产生的一个概念就是在一个关键时期，需要经验对某些脑功能加以适当改造，从而发展某一特定功能。一个最好的例子来自视觉。假如用绷带蒙住婴儿的一只眼睛（例如，治疗某种感染），并保持很长一段时间，那么婴儿的这只眼

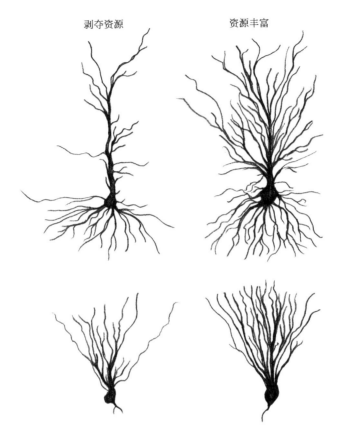

剥夺资源　　　　　　　　资源丰富

图 3.7　剥夺资源和资源丰富环境的影响。剥夺的环境能减少皮层和海马神经元树突的复杂性。（摘自 Faherty CJ, et al. 2003. *Developmental Brain Research*, 141: 55. Tycko 绘图）

睛就会终生失明。用相同的绷带遮住成年人的眼睛则没有这种永久性的问题。这种失明的原因并不是眼睛失去功能（可以通过记录光刺激眼球所产生的电活动来证明），而是在视觉形成的关键期，来自这只眼睛的信息没有出现和帮助保持与脑的联系（图 3.7）。

一些其他形式的神经元可塑性可能没有明显的形成关键期。早在 20 世纪 60 年代，神经元可塑性并非大众热心的话题。大多数科学家认为大脑的连接就像无线电线路板一样，不会改变。所以，加州大学伯克利分校的马里恩·戴蒙德（Marion Diamond）和合作者的工作引起了科学界的震惊，他们将成年大鼠从枯燥如同监狱一般的独立实验笼转移到有玩具和有地方探索的"资源丰富的环境"中。让这些大鼠在资源丰富的环境里待上几个星期后再杀掉，在显微镜下检查大脑。相比处在斯巴达条件 * 下的大鼠，处在资源丰富条件下的大鼠，在几个皮层区内，神经元树突更大，有更多分枝和树突棘，以及更多突触。这表明，即使成年脑也比当时人们想象的更具有可塑性。

最关键的是，这个过程是可逆的。大鼠在资源丰富环境中待上几周，再回到标准实验笼待几周之后，就和一直待在标准实验笼中的大鼠拥有一样的皮层神经元。这让我们想当然地得出一个结论，就是固执地认为"资源丰富环境"的策略对孩子们是有利的。需要牢记的是，所谓资源充足的环境实际上只是模拟大鼠的野生环境。标准鼠笼内极端地枯燥无味：对大鼠来说就像是单人监狱。与其说超过正常的额外资源可以促进脑发育，毋宁说极端的环境剥夺可以降低——或至少暂时降低——皮层回路的复杂性。

有没有反映更高水平感知过程的脑发育关键期？有证据表明，语言学习存在关键期。小于 6 个月的婴儿能够区分来自各种语言的不同语音。但要是在 6～12 个月的时候完全处于日语环境中的话，婴儿会开始偏向于日语发音，而忽略了其他没有出现在日语中的不同读音（比如英语中"r"相对于"l"的发音）。另一方面，婴儿处在两种语言环境中时能学会两种语言的完美口音。

---

* 译注：意为艰苦条件。

　　5 岁以后的小孩，第二语言也能学得很好，但是都没有完美的口音。学龄儿童学习第二或第三语言一般要比成年人容易得多。少数研究表明，学习第一语言的"窗户"大概在 12 岁的时候关闭。但是，这些论断是建立在有关大部分童年时间被监禁的受虐儿童之语言教育的研究基础上的。一个处在这种情况下的 12 岁儿童，仅能够学会语音的最基本元素；而一个遭受相同剥夺和虐待的 6 岁儿童，却能够把语言学得很好。问题在于这些儿童在精神上受到了明显的创伤，从而在很大程度上影响了后来的社交学习。因此，很难从他们的悲剧事件中得到一个关于语言发育的直截了当的结论。

　　有没有可能鉴别其他学习行为的关键期？如果有的话，是否能够通过在早期测量多种脑的结构而获悉这一过程？目前兴起了一个所谓的脑开发教育热潮。发育神经生物学已经被作为从整体语言到阅读（与声学相关课程相对）的一切的参考依据，并作为一种教育工具来评价学生的发展。1997 年，一份来自美国白宫关于早期脑发育会议的报告指出，"儿童在 3 岁时的脑活动比成年人活跃 2.5 倍，并且 10 岁前一直是这样……这说明儿童期，特别是婴儿和幼儿，在生物学上是最重要的学习阶段，最早的这几年提供了学习的黄金时期和独特窗口。"

　　不幸的是，这里利用了脑研究来判断培养政策的有效性，可是目前的神经生物学研究所知的却不多。比如，我们想要预测学习数学的关键期，却并不清楚应该研究哪部分脑。就算知道应该研究的部位，也不知道该研究什么东西。甚至白宫会议的声明也是有问题的。首先，3～10 岁时的脑比成年人活跃 2.5 倍的说法的真实证据几乎为零。其次，即使这个说法是真的，也没有特别的理由相信这个阶段提供了独特的学习机会。每个人都可以很容易地联想到这种增加的活动只是脑内会干扰学习的"背景噪声"的表现。这种发现会导致更多教育资源转移到稍年长的儿童教育。这就是一丁点儿的科学发现就被用于制定政策的例子。

显然，生命早期的经验对脑发育以及部分脑区的微小调节十分重要，但不能用来判断许多学习的临界窗口期。分析早期学习的一个问题在于，很难辨别早期发育时期的超可塑性状态，那时的学习由于早期信息的"奠基作用"而特别有效。学习是一个新旧经历相互关联整合的过程。因此，早期经历很重要，并不是因为学习内容可以被更有效地输入到神经回路中，而是它构成后期学习的基础。

类似地，没有什么证据证明，一些父母用五颜六色的汽车或者莫扎特音乐光碟努力丰富新生儿或幼儿的环境，就可以对脑的连接或者基本的认知能力产生任何看得见的影响。就大脑连接而言，至今为止的证据表明儿童的早期环境就像一个人所需的维生素：只需要一个最小剂量，超过这个剂量的额外摄入并没有什么帮助。所以，学习各种语言、故事、音乐，乃至能力的探索、游戏以及社会影响对孩子都很重要，但没有理由认为，许多中产阶级家庭中超出这些基本经验的学习和"丰富"对发育中的脑结构与功能有任何好处。

这样我们来详细分析整理一下。我们已经知道，在脑发育的初期，神经元前体细胞的分化和往正确位置的迁移绝大部分是由遗传决定的。早期也有环境的影响，但多半是随意性的而非指导性的。早期妊娠环境的一些影响往往被描述为问题，比如母亲的营养不良或压力。从发育到大脑连接成形阶段，就有基因和环境混合的影响了，即基因介导大规模连接，神经活动（包括外源性和内源性）引导精细连接。经验驱动的神经活动模式影响精细连接，它可以去除一些无用的突触和神经元，并促进新的轴突、树突和突触的生长。在特定的脑区（如视觉皮层），早期发育有一个临界期，在这之前需要经验的指导，否则精细连接就会退化，而且以后也不会重新生长。在别的脑区，经验引起的神经元可塑性可以产生脑内的精细连接，而且一生都可以发生细微改变。在第五章，我会介绍影响大脑后天发育的这些机制如何保留在成熟的脑内并改进存储的记忆。

大脑发育是如何在先天和后天之间的双向影响下进行的？ 3 种主要因素促成了这个过程。首先，神经元是缓慢而不可靠的处理器。其次，人的大脑形成后就没有被重新设计过，所以充斥着多个系统和时间阶段性的垃圾。这两个因素加在一起就需要大脑使用大量的神经元来完成非常精巧的计算。第三，神经元的数量太大了，以至于无法在基因水平上对突触连接一一给予标记。所以，受脑容量大小的影响，信息总量被限制了，细微的脑连接必须依赖于经验而不是基因。虽然这意味着人必须经历一个不寻常的漫长童年期（比任何其他动物都长），并利用经验来配置我们的脑，但是在所有事件发生中形成的神经可塑性的机制促使我们拥有了记忆，并最终形成自己的个性。这个交易不坏，真的。

第四章

感觉与情感

日复一日，我们都坚信感官给我们提供了真实的情况——那种对外部世界直接的、未经修饰的感觉。与其他感官相比，我们更倾向于相信视觉。我们只需要看看在日常谈话中关于感官词语的运用就可以了解这一点：

> "我看总统是个骗子。"
>
> （这表示"总统的真面目被我揭穿了。"）
>
> "我听总统像个骗子。"
>
> （这也许是真的，也许不是。需要进一步关注。）
>
> "有时闻着总统不太对劲。"
>
> （我怀疑，但很难确切地说为什么。需要进一步关注。）

不管这里谈论的是哪位总统，重要的一点是我们信任自己的感官，而在所有感官中最相信视觉，可以想想法庭中"目击者"的证词。还有，在日常生活中，我们的行为都是基于一个模糊的假设，那就是我们的感官信息是"原始数据"。必要时，我们会冷静地分析这些数据，在这些基础上作出决定、采取行动。

本章中我想介绍的一个观点是：绝大多数人深信自己感官所感知到的东西绝对不会欺骗自己，但事实上并非如此。其实，所谓"可靠"的感官并没有向我们展示外面世界的"精确"映像。相反，经过几百万年的进化，我们的感官倾向于探知甚至夸大感觉世界的某些特征或方面，而忽略其他一些方面。大脑则将我们所感知到的信息与情感因素整合到一起，形成一种有意义的、无懈可击的经历和体验。我们的感官挑选并处理外部世界的某些方面，供我们考虑。此外，我们不可能单纯靠感官来获得对世界的认知，因为在很多情况下，当我们意识到感官信息时，它已经与情感和行动计划紧紧地交织在一起了。简而言之，我们的大脑堆满了感官世界来的数据。

那么感知过程是如何发生的呢？首先，我们来思考一些感觉系统组织结构的普遍问题。感觉系统将外部世界映射成一幅幅典型的图像。第三章中我已经提到，在发育早期，视觉世界粗糙的映射图如何通过逐级的轴突导向分子在脑内建立起来，继而在发育后期通过经验更趋完善。如果俯视皮层中视觉信息最先到达的地方也即初级视皮层，你将发现一张视觉世界的映射图（这种情况下，这张图是上下、前后颠倒的）。这意味着该区域最右边的部分被来自视野最左边的光线激活，相反，最左边的部分被来自视野最右边的光线激活，中间部分则填满了视皮层的过渡区。同样地，其他感官也有类似的映射图。听觉就是音调的映射图，观察一下初级听皮层你会发现，一端被很高的音调激活，而另一端被很低的音调激活，两者之间则是音调逐级变化的过渡区。

虽然这些映射图高度有序，但是它们常常只体现某一感觉系统的特殊的解剖学构造。比如，视网膜用了大量的感光神经元来感受视野正中央的部分（这就是为什么视野中央的视觉敏锐度及色觉都比边缘要好）。这样一来，皮层的视觉映射图被扭曲，那些感应视野中央光线的神经元占据了皮层的绝大部分空间。这里还有一个更明显的例子——初级躯体感觉皮层（触觉与体位感觉最先到达的高级脑中枢）。我们的手指和脸有很好的触觉分辨力，尤其是唇与舌的分辨力更强（所以接吻很流行），而其他某些部位的触觉分辨力相对较弱，比如背的下部。皮层的躯体表面映射图所对应的身体各部位的大小和排列被称为感觉小矮人（图 4.1 左）。以皮层代表区的大小来度量身体各部位而画出一个重组的小矮人时（图 4.1 右），感觉映射图中具有良好触觉分辨力的某些身体部位就越发夸大和明显了。

多数人看感觉小矮人的时间长了，就会产生这样的疑问："生殖器官很敏感啊，难道它不应该再大一点吗？"是的，我们知道生殖器官对触摸非常敏感，并且它有特定的神经纤维将信息通过脊柱上传到大脑。但是我们在解释触觉大小时，或许需要更加确切地将触觉描述为"触摸敏感性"。那些占据了小矮人大部分面积的器官（如手、唇和舌），不仅能够鉴别出模糊的感觉，还能够精确地辨别出这些感觉的方位。也许你认为这两种能力应该是联系在一起的，事实上并非如此。良好的辨别能力对于触觉认知是必要的，比如阅读盲文，这就需要存在于皮肤中的一种特殊的神经末梢。这种末梢广泛分布于手指、唇和舌中，而在阴茎或阴蒂中几乎没有。尽管生殖器

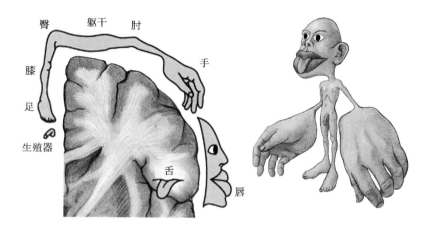

图 4.1 大脑触觉小矮人的示意图。那些具有敏锐触觉分辨力的身体部位，如手、唇和舌，被扭曲地夸大了，占了初级感觉皮层的许多空间。左图：右边大脑观。以冠状切面（从耳朵到耳朵）切开，后面对读者。身体各个部位对应于皮层图谱中相对应的各个区域。注意图谱是分段的，一些图谱内的相连部位，比如前额和手，实际在身体上是不相连的。右图：男性的感觉小矮人，其身体部位的大小是按照对应初级感觉皮层内的大小来安排的。（Tycko 绘图）

官能够轻易地鉴别出模糊的感觉，却不能完成触觉形式的认知。你可以在家里做做实验，验证一下上面的说法。依此，生殖器官就有点儿像眼角膜：眼角膜对谷粒或沙粒的模糊感觉非常好，却不能对它们精确定位。触觉准确定位的不同或许解释了为什么阴茎或阴蒂（男性或女性）在感觉小矮人中不是很大的原因。

感觉系统并不是仅仅将现实世界映射成单一的图像，相反，它综合了许许多多的图像，还牵涉到皮层的许多区域。在许多情况下，感觉信息分开或重复地被送到不同的皮层亚区，这些皮层亚区再特异性地提取特定形式的信息。我们不妨以视觉系统为例说明这个问题。负责将视觉信息从视网膜传到大脑的细胞分为两类，P 细胞（P 表示"小的"）和 M 细胞（M 表示"大的"）。每个 P 细胞只对一小部分的视景产生反应，却对颜色很敏感。M 细胞对感受运动型的刺激非常重要，但对颜色不甚灵敏，主要负责把来自各处的信息加以整合。

　　尽管由视网膜传向丘脑的 P 细胞和 M 细胞信号在轴突中并行传递，随后再由其他轴突自丘脑传递至初级视觉皮层，但是这些信号极少在这些地方相互干扰。到达初级视觉皮层后，这些信息将完全分开，分别由不同的轴突沿着不同的线路来传递（图 4.2）。来自 M 细胞的信息被传递至顶叶的一系列加工厂，这里专门利用这些宽泛的视觉信息绘制出所看到物体的方位、深度以及轨迹，包括动态和静态的。这被称为"哪里（where）"通路。P 细胞的信息则另有宿命，它们被送到颞叶的一系列区域，这里利用精细的视觉信息，包括颜色，来识别物体，从而构建成"什么（what）"通路。随后"什

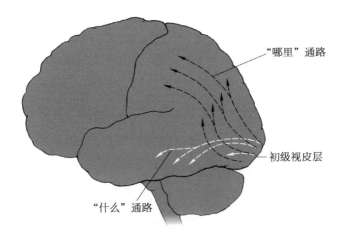

图 4.2　视觉信息处理以"什么"和"哪里"两种通路来获得对外部世界的物体信息。上图显示人左脑表层。视网膜来的信号在丘脑中转后到达大脑后端的视皮层。初级视皮层的下行轴突发送视觉信号，分为两个不同的方向，每一个都到达许多不同的区域。上面一点的、进入顶叶的是"哪里"通路，精确定位方位、深度及运动轨迹等信息。下面一点的、进入颞叶的是"什么"通路，精细分析物体的视觉细节和颜色。（摘自 Elsevier 出版社。Guyto AC. 1991. *Textbook of Medical Physiology*, 8th ed. Philadelphia: W.B. Saunders Company. Tycko 绘图）

么"和"哪里"两股信息流就整合为我们的视觉体验。

如果我们在漫长而蜿蜒的"什么"通路上旅行，并且检查每一个站点对视觉刺激的反应，那么我们将会发现一个有趣的现象。处于最早站点比如视网膜上的神经元，对简单的刺激有很好的反应，如一小点的光亮。稍微远一些，在初级视觉皮层，几何学的最适刺激要复杂得多，比如一个具有特定方向性的小棒。沿着"什么"通路走到更远一些的地方，那里的最适刺激是精确的真实世界的物体，比如一只手或一块岩石。似乎视觉系统在"什么"通路中通过连续加工而逐级建立起识别更复杂特征和物体的能力。在"什么"通路的最末端，信息被送到记忆和情感的中心，比如海马和杏仁核。

"什么"通路的后期站点可以高度特异化。这些区域的损伤（不论来自创伤或者发育／遗传问题）能够导致非常特别的生理缺陷，比如丧失识别人脸细节的能力——一种被称为面部失明的病症，或面部失认症。那些在相邻区域受到连续损伤的人，或许不能识别所看到的物体（所谓的"可视物体失认症"）。轻微患者可能丧失从一组物体中识别特定对象的能力，典型的例子是不能从停满车的停车场中找出自己的车。更严重的病例包括深度混淆生物和非生物，比如那位使萨克斯获得灵感并撰写了名著《误把妻子当帽子的男人》的患者。我们可以通过实验使猴子的颞叶两侧受到持续损伤，进而在其身上观察到相似的现象：它们可能会试着吃一些完全不适宜的非食品的东西（比如一根点燃的香烟）。

再举个例子总结一下，当你和你妈妈在 U2* 演唱会上，妈妈突

---

* 译注：美国著名演唱组合。

然张开双臂跑上舞台,不顾一切地想要拥吻博诺(Bono)*,你顶叶中被 M 细胞驱动的"哪里"通路会进行追踪,并记录到某个东西正沿着一条轨迹移动,而你颞叶中由 P 细胞驱动的"什么"通路会认出"某个东西"正是你妈妈。因为"哪里"通路要稍快一点(而且计算工作较容易),你记录前者会比后者稍早一点。在这种情况下,任何窘迫或兴奋的感觉很有可能来自一些轴突纤维,它们承载这些信息到杏仁核及其他的情感反应区域。当然,你不可能在视觉情景中分开体验到"什么"和"哪里"的信息——它们似乎已经凝为一体,给你自然而真实的感觉。

当来自众多感觉区域、正常情况下保持独立的信息在大脑中混淆时,会发生什么现象呢?我们来看一位 27 岁的瑞典职业音乐家 E.S. 的例子。她是一位通感者(synesthete),可以通过不同的感觉模态获得潜意识的生理刺激。具体说来,她不论何时听到特定的音调片段,都会感到舌头上有一种味道。这样的感觉完全是一一对应的:3 个音阶总是产生甜味,7 个半音阶引起苦味,而 6 个半音阶则是冰淇淋的味道。她对音调的反应还有视觉上的颜色感受:C 调是红色,F 调是紫色,等等。苏黎世大学的卢茨·耶内克(Lutz Jäncke)和同事仔细研究后发现,E.S. 在演奏音乐时会利用她惊人的通感作为记忆的辅助手段。

E.S. 仅仅是多种类型通感者中的一员。其余的人还能够听到气味,闻到文字,甚至通过某种特定的视觉刺激感觉到热。在所有的通感者中,大约一半人有不止一种的交叉感觉,而且都不是双向的:

---

* 译注: U2 的主唱。

一个对某种气味产生颜色感应的人，对颜色是不会感觉到某种气味的。通感最普遍的形式是感觉到颜色作为对图（字）形（写出来的数字、字母或符号）或声音的反应，尤其是音乐声。有趣的是，尽管大多数通感者的交叉感觉是由外在感觉体验引发的（比如，数字"5"写成阿拉伯数字，而不是"5"的其他表示形式，如罗马字"V"或五条竖线"｜｜｜｜｜"），有一些却可以通过概念引发。比如，有一类通感者会由于时间分类而引起色觉：11 月是蓝色而 5 月是红色；周六为粉红色而周三为浅绿色。

我们有理由相信，这些通感者确实具有交叉感觉，而不是想象而来的各种感觉之间的联系。首先，先前报道过的这些经历不会随时间的改变而改变：即使在没有事先告知的情况下测试对象，多年多次测试的结果都是一致的。第二，一些设计精巧的感知实验证实通感者的经历是真实可靠的。比如，设想一张纸上排列着很多 5，中间插入一些 2，所有数字都用白底黑字打印。如果让你数出有多少个 2，这需要一种系统的查找，你的反应时间将会很长。但是，如果所有的 5 都是红色，而 2 是绿色，那么 2 将会凸显在你的感觉中，你很快就会得到结果。加州大学圣迭戈分校的爱德华·哈伯德（Edward Hubbard）和维拉雅努尔·S. 拉马钱德兰（V.S. Ramachandran）给数字-颜色通感者测试黑字任务，他们能很快地完成任务，就像正常人面对颜色类型一样，这就说明了通感者确实是把数字看作颜色的。第三，脑成像研究显示，通感者发生交叉感觉的相应脑区确实有活动记录。伦敦神经病学协会的杰弗里·格雷（Jeffrey Gray）和他的同事发现，"听人说话-颜色"的通感者在被给予听说任务时，听觉 / 语言区域以及处理颜色视觉的中枢（称为 V4/

V8）都有活动，而正常人只有听觉／语言中枢有活动。

上述以及其他的脑成像研究表明，通感是由于信号从典型的感觉脑区传到了对其他感觉起作用的区域。目前解释通感的最流行的推论是，不知何故突触连接紊乱（比如，从听觉信息分支流到了颜色视觉区域），没有在产后的早期发育中除去，却保留在日后的生活中并得以加工，进而产生了特定的通感经历。这一观点得到了最常见的通感者的支持，比如声调–颜色通感和字形–颜色通感，我们可以在皮层相邻的区域看到共激活，而极少类型的通感者，比如嗅觉–听觉通感者，还出现距离更远的区域的共激活。

通感不是一种病态。它似乎代表了多重刺激的感觉经历的一种极端情况：某种程度上说，我们一直在整合感觉信息。实际上，可能在婴儿期，在第一次神经活动诱发的突触连接完成以前，我们都曾是高度的通感者。

来看看我们的日常生活吧。无论是听一场音乐会还是在路上散步，我们一般都不会意识到感觉系统具有如此复杂的神经结构，我们仅仅只是体验着外部世界，感到它确实是真实的。实际上，我们的感觉系统是感觉的各个方面（从性质到周期）的综合体。数百万年的进化让它在某些很少用到的方面存在着缺陷。首先，我们必须要考虑这样一个很简单的事实：我们能够感受得到的刺激范围，只是可能存在的感觉信息中的很小一部分。我们能够看到波长在深红色到深紫色之间的那些光，而在此范围之外的却看不到。相比之下，很多鸟类却能看到紫外光，这就使得有些猛禽（比如老鹰）可以探测到猎物（比如田鼠和兔子）留下的尿迹。同样，人能听到的声音频率范围也是一定的（通常是 20～20 000 赫兹），但这也只是听觉信息中的很小一部分，蝙蝠、鲸和老鼠可以听到更高频率的声音（可高达100 000赫兹）。人可以分辨出10 000种不同的气味，但是狗能分辨的估计有250 000种。类似的阈值范围在每种感觉中都存在。我们推测，狗拥有灵敏的嗅觉，而人则相对较弱，这种进化其实对于双方都有好处。因此，我们通过感官对世界的认识或许只是"管中窥豹"。

　　进化带来的压力不仅仅影响我们的感觉范围，而且影响着感觉信息在大脑里的处理进程。我们的感觉系统对那些重要的关键行为适应得很好，比如喂养、逃避危险、交配和照顾孩子。尽管每种感觉的处理过程都各有特点，但也不乏共同之处。举个例子，我们的感觉系统一般都能对新刺激产生比较强的反应，而对那些我们已经适应的刺激，反应就不会那么强烈。大家可以在平时的生活中体会到这一点。比如某天早上，你一走进厨房就能闻到头天晚上煮鱼的味道，可是一分钟之后就感觉不到了。如果你走出厨房，过一会儿再进去，就又会闻到鱼的味道，但马上以更快的速度消失了。类似的事情还有，比如你刚坐下打开电脑，你会觉得硬盘工作的嗡嗡噪声很烦，但很快你就不会注意到这种声音了。这种适应可能是一种有益的进化，因为它可以让你对周围新事物或潜在的危险保持更高度的注意力。

　　感觉系统感知空间变化的特定能力要比感知时间变化强。要解释这个问题，最好的例子就是视觉系统的边缘强化效应，这个效应对于将某个物体与其周围环境区分开来是很有用的，一般认为是为了寻找食物或者避免被捕食而适应形成的。当感受到一定的亮度在视野中形成光斑的时候，边缘强化效应是由视网膜和大脑中一系列相关的处理站点所形成的回路产生的。对于视野中的某一点，当视觉在分配光的感知程度时，如果周围的区域更亮，这一点就会显得较暗。这是由一种叫做"侧抑制"的过程引起的。侧抑制是指一些视觉神经元活化后会抑制相邻的神经元，其原理是通过轴突形成突触，释放抑制性神经递质γ-氨基丁酸（GABA）。虽然大多数情况下，我们都意识不到视觉世界中边缘强化效应的存在，但是它却可以给视觉带来很多错觉，图4.3能很好地说明这个问题。

要阐明大脑如何扭曲了我们对世界的感知以获得更有效的感觉信息，边缘强化效应是一个很好的例子。边缘强化的确不错，但感觉系统却还有一个大麻烦：时间感觉必须连续而且流畅。关于这一点，你可能会想，时间本来就是连续流畅的，为什么大脑还需要做点事让它觉得如此？我来解释一下，当你观察一个场景时，你的目光不会始终不动，而是很快地从一个点跳到另外一个点上。这种跳跃式观察叫做扫视，扫视的作用就是让你把看到的不同画面都集中于视野的中央，这样有利于区分突兀的外形和鲜明的色彩（图4.4）。

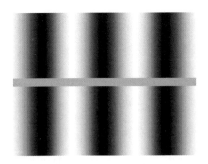

图4.3　视觉系统回路产生的光学图像的边缘强化效应。左图和右图中灰色的水平线实际具有相同的灰度和轮廓。然而，左图的水平线看起来似乎更黑更亮，这是由于视觉系统整合水平线外的信息使得边缘增强。要相信这一点，那确实是真实的，只要盖住左图中水平线之外的其他东西，再观察就会看到光亮一致的灰度了。（Tycko 绘图）

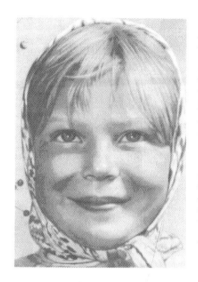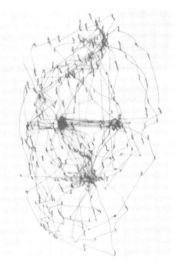

图 4.4 扫描视觉场景时的扫视。使用眼球跟踪设备，记录一个受试者在扫描来自俄罗斯伏尔加地区一个小女孩照片 3 分钟时的眼睛活动位置。（摘自 Yarbus AL.1976. Eye movements and Vision. New York: Plenum Press. 由 Springer Science & Business Media 准许复印）

扫视是需要耗费时间的：首先大脑要发出指令，通过几个部位最终到达与眼部肌肉形成突触的轴突。突触释放神经递质乙酰胆碱使肌肉兴奋，接着眼部肌肉收缩运动。从视野最右边扫视到最左边最多约需 200 毫秒（五分之一秒）。扫视过程中，不会由于眼睛移动，你看到的景象就滑动，这个过程中也不会看到有黑屏。相反，视网膜在整个扫视过程中都会不停地给大脑发送信息，视线移动带来的视觉信号不断地通过眼睛传到大脑，但又不会径直进入感觉系统。就这样，视觉看起来很合理：它连续且流畅，大多数情况下你不会意识到眼睛在跳动。

大脑又是如何弥补由于扫视而产生的视觉缺口，以获得流畅的视觉效果的呢？要回答这个问题，首先必须要说明，外部事物刺激感官（如光线落到视网膜上，声音到达鼓膜，气味分子进入鼻子里的感受细胞）时，事件发生和我们的感觉意识之间存在着一个短暂的延迟。该延迟或长或短，主要是需要完成感觉参与的过程，与刺激的类型和强度也有关联，但总的说来，延迟范围一般在 50～300 毫秒之间。正如在电视台的所谓现场直播中，工作人员会剪掉那些不恰当的画面和声音，感觉系统的延迟也可以让大脑只处理一些有趣的事情。延迟不是简单地表示为第一个电信号到达初级皮层所用的时间（一般为 20～50 毫秒），这个认识甚为重要。大多数情况下，感觉意识需要皮层进一步处理，这样就需要更多的时间。

因此在眼睛运动扫描时，大脑忽略了视觉信息的传输。当扫视完成后，大脑获得新的视觉图像，并利用它来填补之前的时间缝隙。在绝大多数情况下，你根本不会注意到这些，但在一些特殊的环境中，这种小把戏就会被揭示出来。比如有一种叫做"停止的钟"的错觉，你做完大范围的扫视后，把目光停在钟上，有时你会觉得秒针移动到下一个位置的时间似乎比正常情况稍长一点。要实现这种错觉，需要真正的快速扫视（慢慢将目光离开目标视野再停留在钟上时，所涉及的脑功能就不一样了），并且时钟必须是无声的（有规律的滴答声会破坏这种错觉）。在传统时钟和液晶显示的钟上都能产生上述错觉，但是在秒针刚刚动完后立即扫视时，效果最为明显。在很短的时间里，秒针好像停止运动了，因为大脑还在忙于处理刚看到的新场景，而延搁了新的视觉对象。

许多年来，大家都认为秒针停摆（chronostasis）现象仅限于视觉，然而在过去几年，大家发现其他感觉也有类似的现象。在一项研究中，要求受试者戴上耳机，将注意力从右耳转向左耳，再判断间隔时间，研究者也发现了类似现象。这也许可以解释所谓"电话断线"的错觉。受试者快速转移注意力，同时拿起电话筒打电话，她会觉得拨号音前的时间差比一般情况长得多。另一个实验显示，在一个快速的伸手动作之后，人们会过高估计手再次接触到新物体的时间。类似于停止的钟错觉，好像在伸手的一刹那触感被延迟了。这些发现提示，由于时间延搁、知觉迟滞而造成的秒针停摆现象是感觉系统的一个普遍特点。我们大脑就用这种小技巧制造连贯的感觉信息。

很多哲学家和认知科学家把感觉当作是一个完全客观的、合乎逻辑的进程来加以研究。他们的观点是，感觉有时候可以激发情感，也可能与情感背道而驰，而按照与情感无关的方式进行工作。这种感觉／情感的异同贯穿于西方文化之中；在医学中体现得尤为明显，就是针对脑疾病的治疗有两个截然不同的领域。神经病学大多涉及感觉、运动和认知的问题，而精神病学大多涉及情感和社会的问题。其实这种学科分类只是近代历史的一个偶然。如果维也纳、圣彼得堡和巴尔的摩在 20 世纪初的历史稍有不同，那么针对大脑疾病就只有一个整合生物疗法和谈话疗法的医学诊断方法了。到目前为止，还没有针对这些特定大脑疾病的生物学基础学科。似乎也没有明确的界限来划分大脑的结构和功能，比如有关枕叶和顶叶的问题应该去找神经科学家，而有关颞叶和额叶的问题应该去找精神病学家。似乎也没有明确的生物化学分界线：谷氨酸类突触疾病不是神经科学家的专项，多巴胺类突触疾病也不专属于精神病学家。事实上，就像大脑本身一样，这些领域的出现是应对变化着的世界和历史的局限而"进化"出来的，不是依据一个宏大的计划而规划好的。显然，我们对大脑了解得越深，对其功能紊乱问题的处理经验就越多，

对感觉 / 情感区别的认识也会日益加深。

我希望告诉大家的是，感觉和情感通常密不可分。大脑里几乎没有"绝对的感觉"，意识到感觉之时，我们的情感已经参与其中了。一个精彩的例子就是两种互补型的大脑损伤。1923 年法国医生让·马里耶·约瑟夫·卡普格拉斯（Jean Marie Joseph Capgras）记载了这样一个病例，一个颞叶损伤的患者视觉上可以分辨出物体和人的面容，但是不能唤起任何情感。患者得的病现在称为卡普格拉斯综合征，结果是患者坚信父母只是复制品。一种解释是，患者得到这个结论是因为他的情感反应告诉他父母不在那里，因而对他而言，唯一的合理解释就是这些人看起来像他的父母，实际上却不是。这个问题只是针对视觉，他父母的声音还是真实可信的。

自从最早的病例记载之后，陆续发现了更多的卡普格拉斯综合征，已经详细测评了其中的一些病例。卡普格拉斯综合征最常见的表现就是感觉自己的父母是假的，但也会发生在任何可以产生强烈情感反应的人或事情上，比如宠物。很多卡普格拉斯综合征患者看到镜子会非常不安：他们认出镜子里的人很像自己，但也深信那是个冒名顶替的人。他们觉得这很可怕，因为觉得镜子里的人是不怀好意的，会来破坏他们的生活。

卡普格拉斯综合征患者的问题不是简单的视觉分辨抑或情感反应问题。在实验室的测试中，他们可以很轻松地判别相似的面孔和物体。他们不会产生幻觉，对声音刺激也有恰当的情感反应。结合解剖学证据，这些观察支持了这样一种观点：卡普格拉斯综合征是视觉后部的"什么"通路与情感中心（包括杏仁核）之间信息传递的特殊缺陷。

第二个视觉与情感的故事来自一个初级视觉皮层受损的盲人。在第一章中，我提到过，有这种损伤的患者仍可以准确定位视野中的一个物体，即使他们根本没有看到那个物体（视盲）。最近，一位患者因几次中风而影响了初级视觉皮层的功能。研究人员让他做个测试，猜猜图片中人物表情所代表的情感。这些人物有男有女，表情有典型的恐惧、忧伤、幸福和愤怒。他大概可以猜对60%，这虽然不很完美，但已经比随机猜测的结果好多了。研究人员又重复这个实验，并利用核磁共振扫描其大脑活动，发现在其右杏仁核可以看到因表情而触发的大脑活动，其中恐惧引起的活动最为强烈。

总的来说，这些临床案例表明，对于中脑视觉系统和皮层视觉系统而言，杏仁核都被激活而参与了感觉反应。其原理可能是，在皮层系统的"什么"通路中，杏仁核也是视觉信息激发的区域之一。这里的重点是，视觉信息被迅速上传到大脑感觉中枢，让你在经验中无法区分感觉和感知。当一个物体很快而且对称地在视野中放大，这表示你要撞上它了，你就禁不住想避开，这是一种下意识的反应。同样，当你看到草地上的一条蛇或者一张愤怒的脸，心率就会加快，并产生其他一些可以预料的生理反应，大脑就会开始准备"战斗或者逃走"。在你能够有意识地作出行动计划之前，这些已经发生了。尽管我是以视觉为例，但这个过程广泛适用于所有感觉系统：情感和感觉紧密整合，且难以分割。

一种让我们感到郁闷的内在感觉是痛觉。痛觉不只是由于体内的感觉通路过度兴奋造成的，它还牵涉到专用的感觉细胞，其轴突可以深入脊髓，并最终到达大脑。与触觉相反，运送痛觉信息的轴突通常口径比较小，因而在神经系统中的传递速率是最慢的，只有

1～2米/秒的速度。这也就是为什么当脚趾被刺破的时候，你可以迅速体会到触觉（通过快速的非痛觉纤维传导）。真正感到痛以前，你还有充裕的时间数着"One-Mississippi-Two"*。

痛觉的重要性体现在两个方面：它保护我们免受各种危险刺激带来的组织损伤；它是一种警告，让我们学会避免类似的情况再次发生。那些由于遭受创伤或者遗传疾病而导致神经损伤从而失去痛觉的人就很容易受到外伤。但痛觉不是单一的感觉，它可以划分出多个组成部分。现在我们有足够的证据证明，痛觉有独立的感知/辨别通路以及感情表达/激发通路。感觉通路的轴突在丘脑（远离中线）的侧面形成突触，丘脑再将轴突送到初级躯体感觉皮层。这个通路的选择性损伤可以导致识别疼痛性质（如尖-钝、冷-热）的能力丧失。这种损伤的个体也许可以描述受到特殊刺激后所产生的不愉快反应，却不能描述其性质，也无法指出来自身体的哪个部位。

痛觉的情感度是由一个通路介导的，这个通路或多或少地与侧面疼痛感觉通路平行：该通路涉及了丘脑中间部分（靠近中线）的激活，然后将轴突送至皮层中涉及情感反应的两个区，分别是岛叶和前扣带回。内侧感知疼痛的通路如果受到损伤，就可能导致称为"示痛不能"的情况发生。在这种情况下，患者可以准确地指出疼痛刺激的性质、位置和相应强度，也会有收缩及龇牙咧嘴的痛苦反应，外周神经活组织检查也很正常。患有示痛不能症的患者很不一样的地方是没有了疼痛导致的消极情感反应，而这种反应是正常人认为再寻常不过的：他们能准确指出疼痛位点，但似乎对他们并没什么困扰。这种病

---

* 译注：意即读"1～2秒"，读完英文 One-Mississippi 的时间正好为 1 秒。

症可能是由遗传缺陷（法国的一个家族例子表明示痛不能症是遗传性的）引起的，也可能是由于岛叶或前扣带回受到外伤引起的。

痛觉的情感因素可以被认知和感情因素调节。焦虑和对痛觉的特别关注可以增加痛觉的情感成分，而肌肉放松以及分散注意力则可以使之降低。调节疼痛的一个强大方法是催眠暗示，据说（仅仅是据说）可以增加、也可以降低痛觉组分。加拿大麦吉尔大学的凯瑟琳·布什内尔（Catherine Bushnell）和同事利用催眠暗示来增加或降低受试者的痛觉组分，同时进行脑部扫描，结果他们发现前扣带回的活动强度与痛觉组分的增加或降低是一致的，进一步说明前扣带回在不同的痛觉通路中都发挥着重要作用。

前扣带回不只是在疼痛中起作用，它也可以在触觉刺激后产生情感反应的过程中发挥全面的作用。有证据表明，这个区域可以被令人愉悦的轻触（打个比方，爱抚）激活，促进更好的感情融和与不同个体间肌肤接触而点燃的激素反应（我不只是指性，应该说这里最重要的例子是父母与孩子之间的爱抚）。而对触觉刺激产生的积极抑或消极的情感反应，可能由前扣带回中不同的亚区或生化通路引起。

最近的大鼠实验表明，避疼刺激学习取决于情感／动作通路，而不是感觉／分辨通路。实验利用了称为条件性位置转移的一种简单学习任务：将一只大鼠放入一个有两个隔间的盒子里，两个隔间很容易分辨（一般来说，一个隔间涂成黑色，另一个涂成白色）。当大鼠进入一个隔间时，金属棒从盒子底部给予可产生疼痛的轻度电击，很快大鼠就学会了躲开会受到电击的隔间。但如果在训练前，将谷氨酸神经递质的受体阻断剂注射到大鼠的前扣带回中，那么这种条件性位置转移的学习行为就被阻断。反过来，如果将大鼠放置到一个隔间，将原来的足部电击改为将谷氨酸注射到前扣带回中，大鼠也会表现得好像已经受到了足部电击，并且学习躲开那个隔间。但是如果将谷氨酸或谷氨酸受体阻断剂注射到感觉/辨别通路，那么大鼠就都可以正常学习。因而，确实是情感而不是疼痛引起的感觉反应，为厌恶学习提供了指导信号。

现代人和原始人以及更早的原始人都是群居生活的，所以毫不奇怪，我们的感觉系统表现出特定的社会联系性。最近的研究表明，当人们保持手脚静止，以一种痛苦的姿势拍照的时候，大脑中参与痛觉通路的区域被激活。前扣带回就是以这种方式激活的，它的活动与其他受试者的疼痛程度紧密关联。痛觉的情感中枢可以由自身的疼痛经验激活，也可以由别人的疼痛经验激活，这一重大发现可能说明了同情心的神经生物学基础。下一个有意思的实验就是在丧失了同情心而精神紊乱的群体中重复以上过程。

我们经常把一种社会关系说成是令人烦恼的或者让人痛苦的，那只是一种语言上的暗示，抑或身体和社会活动中的痛苦真的在大脑中有一个共同基础？加州大学洛杉矶分校的内奥米·艾森伯尔（Naomi Eisenberger）和同事们进行了一个巧妙的实验。感觉受到社会排斥的受试者被告知在一个三方向扔球的游戏中感受社会性影响以后，他们表现出了强烈的活动积极性。你可以猜到，积极性来自前扣带回。为了完成这个实验，扔球游戏实际是虚拟进行的。受试者可以通过观察脑扫描仪的屏幕来进行游戏。虚拟扔球游戏并非社会性疼痛的极强形式，可以在大脑的某个关键情感中枢产生强烈的激活效应。我们可以猜想，当一个人接到"让我们成为朋友"这样一个表达真挚友情的电话时，正在观察他的 fMRI 机器会如何表示。结合此项研究和先前谈到的痛觉同情心，我们可以比较合理地推测，痛觉通路的前扣带回灰质及相关结构对于社会性疼痛和身体疼痛所产生的情感转移可能是至关重要的。

　　我花了很多篇幅来讨论大脑的感觉系统如何与情感相互交叉。现在，我要讲的是感觉和运动功能也是互相混合的。时至今日，学生们看的脑图谱还在告诉大家某个脑区域负责感觉，某个脑区域负责运动。事实上，在很多例子中这种差异都不明显。在大脑中很多区域感觉和运动功能是混合在一起的，包括小脑和基底神经节。但是，我要关注的是一个发生在与社会行为有关的皮层上的特殊例子。几年前，意大利帕尔马大学的贾科莫·里佐拉蒂（Giacomo Rizzolatti）和同事进行了一个实验：记录猴子大脑皮层腹前运动区的单个神经元电反应。已有研究表明这个区域与运动安排有关。因此，当猴子进行某种动作，尤其是目的性的动作，如按下一个按钮或者捡起一粒花生放到嘴里吃，你会看见这个区域的一些神经元会放电，这一点也不奇怪。猴子抓杯子的动作可以激活特定的神经元，但令人惊奇的是，当它看见另一只猴子做同样的动作时，这个神经元也会激活。这些具有感觉和运动双重功能的神经元称为镜像神经元。之后很快又发现，这些神经元也可以在观察实验人员的活动（但不是观看另一只猴子或人的视频图像，即使是给猴子带上立体眼镜后观看另一只猴子的立体图像）时被激活。进一步的研究表明，镜像神经元可以被大范围内的带有目的性的动作激活，腹前运动区外的前回部分也存在对称神经元。

　　对称神经元的发现让很多脑研究人员感到非常兴奋，因为这看似简单的发现为解释人类行为中某些令人费解的问题带来了希望。人或者稍低等的类人猿都有理解其他动物的经验和动机的能力（比如，我知道他知道），这些能力是其他低等动物不具备的。这种理解可以带来好的（同情、合作）或者邪恶的（操纵、好胜）社会性，因而被称为"意识学说"。对称神经元可以根据自己的行动去理解其他生物的行为活动，也许这正是意识学说的生物学基础。有人提出对称神经元也掺和到语言行为中，即意识学说是目的性的语言交流的先决条件：欲陈自言，必听他言。我假定，应该说相信，对称神经元也存在于人脑，但本书完稿时还没有确定。这是因为对人单个神经元的记录是非常困难的操作，与某些脑外伤的联系方面也做得很简单。

总而言之，我们的感觉世界非常纯洁，非常真实。感觉通路历经时间久远的铸造和进化，成为一座特殊的大厦，只对相关的感觉空间作出反应。大脑在处理后，就提取部分信息，忽略另一些信息，将所有经过整理成可以理解而且用处多多的一个故事。还有，我们意识到感觉时，感觉已经唤醒了不由我们控制的、用来表现自己行为或者理解他人行为的那些情感反应。

第五章

学习、记忆与个性

大脑可以做什么？我们已经知道大脑底部的重要回路控制身体的基本功能：关键的反射活动、自动调温、饮食调节以及觉醒 / 睡眠。大脑底部的一些区域起着协调运动、调节外部注意力的作用。这些是人类和蛙、鱼等都有的最基本的功能，如同冰淇淋蛋卷的最下面一口。真正有意思的两口在最上面，就是边缘系统和新皮层。许多复杂的功能，比如语言和社会哲理，都出现在大脑皮层。不过我认为有两项功能是其他更高级活动可以形成的基础，那就是记忆和情绪，还有它们之间的相互作用。

有一个形象的类比：大脑之于个体正如基因组之于物种。基因组，即 DNA 上的编码信息序列，往往会发生随机突变。有时某种突变（或一组突变）会赋予个体某种优势，带给他或她更多或 / 和更健康的子嗣。在达尔文的自然选择过程中，基因组就是一本写满了进化历程的书：物种的生活经历最终改变了基因组，也改变了遗传特质，有时让其更好地适应生存环境。自然选择进化的局限将在于它不是一个快速的过程，物种需要通过许多世代来缓慢地适应其经历（生存环境）。

大脑通过储存记忆来完成个体的相关行为，这本身就是个体经历的一本书。由于记忆储存是快速的，所以个体能够快速适应新的经历或环境，这比单单依赖于基因组的基因突变和自然选择更具灵活性，也更有效。

但是情感又是如何而来？一生之中会有很多经历，许多是终生难忘的。我们有很多方式来决定哪些经历需要牢记（9·11发生时你在哪里？）哪些需要抛弃（一个月前的晚餐你吃了些什么？）有些记忆随时光流逝而消退（你还能清楚地记得第17次理发时的情景吗？）有些记忆则随着年代被扭曲。我们需要一个信号来提醒"这是一个重要的记忆，把它写下来并且做上标记"。这个信号就是情感。你所有的感觉，如恐惧、喜悦、热爱、愤怒、忧伤，都会使得你的经历变得意义非凡。这些就是你需要储存并妥善保管的记忆，它们会在将来派上用场。这些也是形成逻辑、推理、社会认知、决策的基石，它赋予你以个性。用情感来标记记忆是大脑无与伦比的优势。

闲聊时，我们可能会说某人记忆力好，某人记忆力差。日常经验告诉我们，事情往往并非如此简单。记忆不是一个简单的现象。你可以轻而易举地将人名与相貌联系起来，却很难记住钢琴诗朗诵中的配乐。某人也许可以过目不忘，但其运动记忆却非常迟钝，比如练习打高尔夫球的挥杆动作。

脑研究者经过多年的研究形成了一个分类学，即基于临床观察的对记忆进行分类的方法（图5.1）。这很大部分依赖于对失忆症患

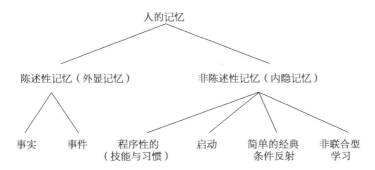

图 5.1　人类记忆的分类图。（摘自 Elsevier 出版社。Milner B, et al. 1998. *Neuron*, 20: 455. Tycko 绘图）

者的分析，这些患者的不同脑区有永久性损伤，原因有感染、中风、创伤、长期滥用药物或酗酒，或者如 H.M.（第一章），手术治疗难治性癫痫。其他则是更多地研究短时记忆阻滞，如短时给药和施行电休克（用于缓解其他疗法不能缓解的压力）。

　　在 20 世纪 50 年代，人们普遍认为，诸如 H.M. 以及其他海马和周围皮层出现永久性损伤的患者无法形成任何新的记忆。但对这些患者更详细的研究表明，虽然他们不能形成新的事实或事件的记忆，即所谓的陈述性记忆，他们仍能产生对其他一系列任务的记忆痕迹。其中之一就是镜像阅读：学习阅读左右颠倒书写的英语单词（图 5.2）。这是正常人和海马性失忆症患者，如 H.M.，在日常实践中都能学到的能力。这种方法也可以很

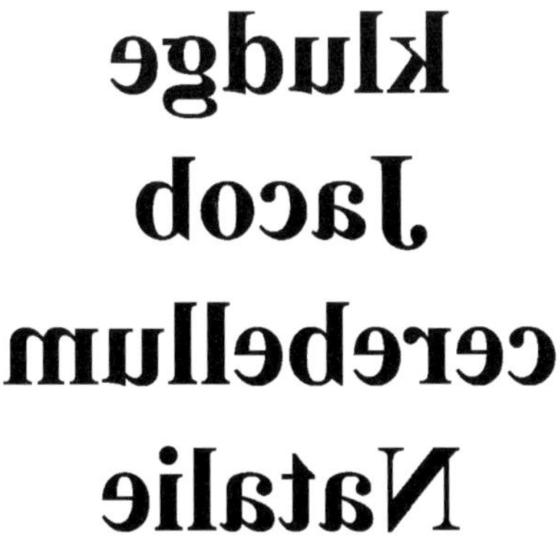

kludge
Jacob
cerebellum
Natalie

图 5.2　镜像阅读，一种海马失忆症患者和正常人都可以由实践而获得并保持的能力。不过，对特殊单词的阅读记忆只能为正常人所有。

好地区分不同的记忆：虽然失忆症患者和正常人的镜像阅读能力可以日渐增加（表现为阅读时间逐渐加快），但是只有正常人能想起前一天测试中使用过的词语，而失忆症患者则记不起任何词语（实际上，他们根本想不起前一天做过这样的训练）。

对海马失忆症患者的进一步研究显示他们仍有许多记忆能力。失忆症患者仍有运动协调记忆能力——可以通过运动训练来提高。镜像阅读和运动协调学习都可以归入图 5.1 中的"技能与习惯"这一大类中。通过一种叫做经典条件反射的途径，失忆症患者仍可以掌握一些简单的下意识的联合性活动。例如，胳膊受到轻微的敲击时，心跳就会条件反射性地加快，但不会对中性刺激，比如快速出现在视野中的一缕淡红光，产生如此反应。但是，如果这束光与敲击同时反复出现，大脑不久就会记住这束光预示着敲击，于是即使只有光束，心跳也会条件反射性地加速。海马失忆症患者进行这种训练几天后，仍然会忘记前些天的训练，但其心跳却会对光束条件性地加快。

失忆症患者的一种最有趣的记忆来自一种称为启动（priming）的实验。牛津大学的伊丽莎白·沃林顿（Elizabeth Warrington）和拉里·魏斯克兰茨（Larry Weiskrantz）最先设计了这种方法。他们让失忆症患者回忆前些天看到的一系列单词。不出所料，如果你让他们列出先前看到过的单词，他们一个也说不出来。但假如你给出单词的前几个字母，他们就可以准确无误地说出整个单词，有时候你甚至感觉他们好像是随意猜测的。比如，如果单词中有一个是"crust"，那么词根"cru_"会启发他们给出正确的答案，他们不会给出别的如"crumb"或"crud"或"cruller"等错误答案。和海马失忆症患者的许多其他形式的记忆不同，启动任务更加有意思，它是一项认知活动，而不是运动任务。

所有失忆症患者保持的记忆类型（启动、技能学习和习惯形成、经典条件反射以及尚未提及的）都可以归类为非陈述性记忆或内隐记忆——都是不用刻意提取的记忆。这种记忆不是被用来回想的，更像是一种特定的行为变化。非陈述性记忆不是那种我们闲聊时常被提及的记忆，它不是对事实和事件的记忆，比如你昨天早饭吃了什么，或者英国首相叫什么名字。但是，非陈述性记忆对我们的行为至关重要。

失忆症患者的研究清晰地表明，储存新的陈述性记忆需要完整的海马系统（海马及周边的皮层）。这引出了一个重要的问题：某个特定的记忆是储存在大脑的特定位置，还是散而分布于大脑各个区域？早在20世纪30年代，加拿大蒙特利尔神经病学研究所的脑外科医生怀尔德·彭菲尔德（Wilder Penfield）进行了一系列实验，通过刺激手术治疗后的癫痫患者的大脑，初步回答了这一问题。

彭菲尔德的实验不光是学术活动。通过实验，他更加了解了癫痫的发病区域，从而降低了治疗对大脑周边区域的损害。大脑本身没有疼痛感知，因此即使患者是清醒的，只要进行局部麻醉，阻断其头皮和头颅的痛觉向大脑的传导，他就可以顺利进行神经外科手术。彭菲尔德的研究是刺激患者皮层的表层，超过1 000例的研究对象是进行过外科手术的患者（图5.3）。个别情况下，对皮层表层的刺激会诱发一些相应的知觉：一段音乐、一种声音、宠物或恋人的身影。那么这种电刺激会形成记忆吗？有时会，有时不会。有时在刺激时，某些昨日旧事确实又重现脑海，至少是以片段的形式出现。

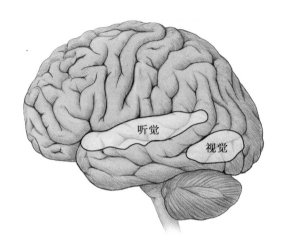

图 5.3　神经外科手术时，对大脑的刺激诱发记忆的重现。来自加拿大的神经外科医师怀尔德·彭菲尔德在神经外科手术过程中，通过插入电极来刺激清醒患者的皮层表面。这张图显示了刺激不同区域诱发的两种类似记忆的体验。（Tycko 绘图）

不过，通常刺激产生的感觉就像梦境一样，带有较典型的幻想和违反自然定律的色彩。一般说来，产生记忆的区域本身就是癫痫比较集中的地方。研究表明，破坏皮层区域不会祛除某些储存的特殊记忆。因此，尽管彭菲尔德的试验很有趣，但没有直接回答记忆定位的问题。

　　海马系统受损后，新的非陈述性记忆仍可以形成，那么这类记忆究竟精确定位在何处？研究大脑其他区域受损的患者可以部分回答这个问题。比如，杏仁核损伤似乎与情绪反应条件反射的记忆存储有关，尤其是对恐惧的条件反射。小脑损伤对经典条件反射、情绪中性刺激也有类似的作用（图 5.4）。

　　那么记忆存储就是集中的吗？答案并非如此简单。陈述性记忆与非陈述性记忆在这点上是有区别的。非陈述性记忆不是有意识的

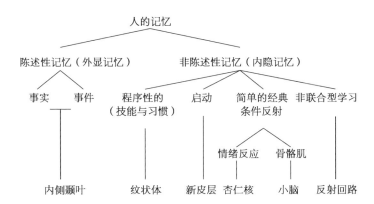

图 5.4　图示人类记忆的分类，详尽地显示出具有不同功能的重要大脑区域。在这里，中颞叶是指海马和一些脑皮层相关的区域。必须注意的是，实际生活中的许多经历都会同时产生多种记忆痕迹。比如，你为提高球技去上了网球课，你会回忆起课堂上所学习的东西（对事件的陈述性记忆）。但在打网球的时候，如何学以致用则是一种下意识的运动能力的提高（对技能的非陈述性记忆）。（摘自 Elsevier 出版社。Milner B, et al. 1998. *Neuron*, 20: 445. Tycko 绘图）

回忆，而是由某一特定或一系列刺激诱发，并可以通过行为改变体现出来。这样非陈述性记忆往往比较集中，往往可以精确到脑部某亚区，甚至某类神经元。陈述性记忆就不同了，它是一种有意识的回忆。多数情况下它很管用，因为我们可以用完全不同的刺激方式提取某种刺激所产生的记忆。例如，当看到"想象一下你母亲的脸庞"这句话时，你对这行字本身的感觉绝不同于你母亲的面容在你脑海中留下的记忆。但是看到这行字后，你仍可能会轻易地想起母亲的脸。这当然是陈述性记忆的另一个重要限制：非陈述性记忆可以通过某种刺激以下意识的方式提取，但是要提取陈述性记忆就必须融入一个更为丰富的信息环境，这样它就不太可能与非陈述性记忆处于同一层面。

　　虽然海马系统的损伤会导致顺行性失忆，不能对新的事实和事件进行记忆存储，但是它不会抹掉生命中留下的那些宝贵的陈述性记忆。还存在一种"陈述性记忆空洞"，或称为逆行性失忆，它会让失忆症患者无法回忆起海马损伤前一两年的事情，因而 H.M. 以及类似的患者即使永久地失去了部分过去记忆，仍然会保留住某些更为久远的记忆。这样看来，陈述性记忆最开始似乎是存储于海马及某些邻近区域的，但是随着时间的推移，几个月到几年以后，存储位置就会转移到大脑皮层的其他位置。目前公认的一种理论是，陈述性记忆的最终储存位置在皮层里，但不是随机分布的，而是分布在最初与知觉有关的那些区域。这就是说，与声音有关的记忆存储在听觉皮层（实际上，词汇记忆应该是存储在听觉皮层的一个特定亚区），与视觉有关的记忆存储在视皮层，等等。因而，对任何一次包含复杂知觉真实体验的记忆（比如你第一次去海滩玩）是存储在一系列皮层区里的，每个特殊的感觉形式或亚形式都有与之相应的存储区域。陈述性记忆的永久性存储似乎不是一个单一特定区域。这些发现至少部分说明陈述性记忆不是一个单一的系统。这也许就是为什么玛蒂尔达阿姨能够记住猫王唱片上所有的歌词，却总是记不住你的生日。

记忆可以按照形式划分，也可以按照持续时间划分。研究表明神经活动都至少有 3 个不同的记忆阶段。第一个、也是持续时间最短的一个阶段，我们称为"工作记忆"。如果你从小就有一个调皮捣蛋的兄弟或姐妹，你肯定不会对工作记忆感到陌生。比如你试图记下某个电话号码时，你口里不断地念叨，以便记得牢些再去拨号码。就在这时，那个调皮鬼过来了，他故意不断在你耳边大喊毫无规律的数字干扰你，你就难以顺利完成拨号了。工作记忆就是一张便笺纸，可以暂时存放一些信息来完成我们要做的事情，比如拨电话号码，或者记住所听到的一个很长的句子开头的地方，并和句尾联系起来。重复或者联想能够在一定程度上帮助延长工作记忆的时间，然而这些信息最终会很快消退。工作记忆是陈述性记忆的一种非常重要的形式，会随时打开，因此对于较长时间的生活体验是至关重要的。工作记忆是联系感觉和认知的纽带。

海马失忆症患者还有完整的工作记忆。虽然目前为止还不理解其神经生物学基础，但已经有一个广泛公认的神经模型，认为工作记忆的发生需要大脑内某些特殊的神经元发生兴奋。这一点可以利用猴子完成的延迟配对实验（图 5.5）来证明。先给出一道彩光，猴子必须隔几秒钟后从两种或更多种颜色中准确地选出之前的颜色才能得到食物奖励。研究人员发现在工作记忆的间隔时候，视觉"什么"通路的较上面的区域（一个叫做 TE 的区域）的一些神经元出现持续兴奋。视皮层上面的区域发出轴突，传递兴奋到前额皮层，那里的神经元也同样会兴奋。在对人类受试者进行工作记忆测试时，也能在脑电波记录的数据中得到类似结果。这样，目前的一个工作记忆模型就是：大脑中的不同区域对应着不同的工作记忆系统，每一个定点于相应的皮层（听觉、视觉等）。这些区域好像都投射到前额皮层，那里至少是部分完成联系各感觉模态整合为工作记忆的地方。后来人们发现，无论猴还是人的大脑皮层损伤，都会大大影响工作记忆，为这一模型提供了更加有力的支持。

更精妙的是，在上述实验的工作记忆间期，对受试猴子进行人为的电击刺激，工作记忆能力竟然被破坏了。给予对大脑皮层进行特殊作用的药物（可以通过阻碍或过度活化其作用受体，即多巴胺

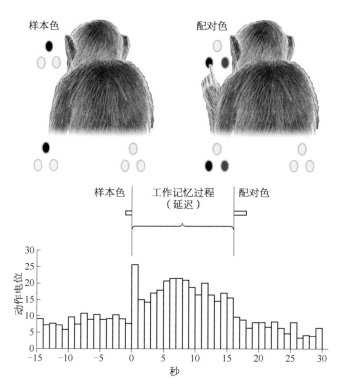

图 5.5　工作记忆的过程需要持续的神经活动。在延迟配对实验中，给猴子一个颜色，经过一段时间的间歇后，让它从两种颜色中选出之前的那个。上面的图表示的是高级视觉区域 TE 的一个神经元的记录，说明这个神经元在样本给出后 15 秒内被持续活化。（摘自 Squire LR, Kandel ER. 1999. *Memory: from Mind to Molecules*. New York: Scientific American Library. 版权来自 Henry Holt and Company, LLC. Tycko 绘图）

神经递质受体），类似的现象也会发生。而我们知道，多巴胺对于调节由听觉视觉神经系统诱发的神经冲动具有重要的作用。如果联想到精神分裂症和帕金森病患者，这类多巴胺信号障碍的受试者在工作记忆中往往表现拙劣，我们对此就不会感到奇怪了。

　　假如你向一个中年人询问一个普通的话题（比如新闻、流行文化），你经常会发现他对一些新近发生的事更加熟悉，而对远一点的事要差一点。这种现象称为遗忘曲线。经过正常遗忘后仍然保存下来的长时记忆很难被破坏。这些难以遗忘的回忆会经历一系列由脆弱到稳固的阶段。由工作记忆到短时记忆直至长时记忆，记忆印迹逐渐由脆弱到不容易被破坏。这种记忆的转变过程需要大量的时间，因此称为记忆的巩固过程。证据来自人和动物的实验。接下来再重复上一个试验，只是受试者变成已经接受了一次两侧脑电休克刺激而缓解药物抵抗性抑郁症的患者。通过图示结果，我们可以很清楚地看到，遗忘曲线中受到最大影响的记忆是刺激发生前的记忆，而离这一时间点越远，受到的影响就越小（图 5.6）。当然很重要的一点是实验中的对照组也必须是严重的抑郁症患者而非一般人群。

　　同样的实验也可以在动物身上完成，比如大鼠。当然这时你不能向它们发问了，你必须训练它们完成特殊的任务，比如穿越迷宫攫取食物，然后等待不同时间后，再给予电休克刺激（ECT）。第二天检测大鼠的迷宫记忆能力时，研究人员可以得到与人几乎一致的

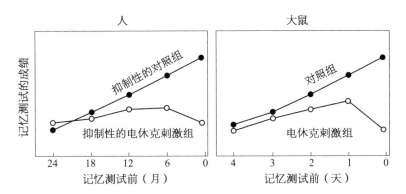

图 5.6　新的记忆脆弱，而陈旧记忆抵抗破坏的能力较强。图示测试人和大鼠回忆过去事件的能力。对照组显示对久远的信息有一定程度的遗忘。不管是人还是大鼠，在接受 ECT 刺激后，刺激之前不久的记忆都会被严重破坏，而较长时间以前的信息受影响较小。（Tycko 绘图）

结果：近期记忆更容易被电休克刺激破坏，但远期记忆足以抵挡这种刺激（图 5.6）。这个基本原则适用于大多数实验性的遗忘，包括各种药物所致的遗忘。一类已被充分研究、用来干扰记忆巩固的药物是蛋白质合成抑制剂。这些化合物可以干扰基因合成蛋白质的任何一个化学步骤。由此很流行一种说法，即新蛋白质的合成是短时记忆转换为长时记忆的最重要步骤，正是这样记忆信息才不容易被破坏。当然以上例子都是针对测试陈述性记忆的，但已经有一些其他证据表明，非陈述性记忆也有巩固的过程，也离不开新蛋白质的合成。

1996 年 10 月 6 日晚上，我在看电视。为什么我会记得这么清楚？那时还有 4 600 万美国人和我一样坐在电视机旁，观看比尔·克林顿和鲍勃·多尔的总统竞选电视辩论。比尔·克林顿在回答问题之时有一个习惯：他总是会很有规律地先停顿 3 秒钟，接着翻翻白眼，迅速地给出一个详细而谨慎的答案。不管你是否认同比尔·克林顿的执政方针，你都不得不钦佩他驾驭思维的能力。几轮问答之后，每当他习惯性地"3 秒暂停"时，我太太就会笑着说："看啊，他又在倒磁带了。"在我们看来，那天总统的大脑就像是台机器不停地运转。

我们会设想脑内的事实和事件的记忆犹如贮存在可以回放的磁带上，或是可以随意翻阅的相册中。但事实似乎并非如此。如前所述，陈述性记忆（事实和事件记忆）的一个最大的挑战就是如何储存，以便在不同刺激时能够及时地回忆起来。关键在于记忆提取是一个动态过程。这和翻阅相册——即使是褪色的旧照片——完全不同。如果要贴切地比喻，我认为这有点像用"谷歌"在因特网上搜索信息。比如问题"去年夏天和我们一起到海滩去旅行的人是谁"中有几个关键词。通过几个特殊的关键词，如"海滩"和"去年夏天"，就可以产生大量的记忆片段。但是，问题"去年夏天和我们一起到海滩去旅行的人是谁？你知道，就是我们遇到雷雨，你还在回家路上吐了一车的那天"中就有大量的关键词，它们不仅可以更有助于回忆起这件事情的信息，而且能帮助回想起这件事情的更多细节。当然，和谷歌搜索也不一样，陈述性记忆的提取不是基于文字的。

记忆的提取是一个动态的过程，正是动态性和可变性使得这个过程显得利弊交织。从有利的一面讲，这个动态过程对于修饰过去事件的记忆和回忆很管用。与此同时，错误也会相伴产生。在漫长的人生旅途中，对普通事件的重复回想就形成了永久记忆。以我的经历为例，我从小生活在加州圣莫尼卡，曾经多次和父亲一起在"朱齐熟食"（Zucky's Delicatessen）*用餐。尽管我脑海里有许多与这些经历有关的记忆片段——犹太丸子汤的香味，父亲坚持坐在靠门位置以便观景，香烟机发出的奇怪响声，面包房里颜色夸张的杏仁糖……但这些琐事和那些特殊事件没有任何关联。我可能不记得 12 岁某一天吃的晚餐是什么，却铭记 1974 年那特别的一晚，当时我父亲告诉我，他将不得不做第三次心脏分流手术来维持生命。当时我真的吓坏了，那顿特别的晚餐始终留存在我的记忆中。

众所周知，满怀激情的事件通常具有异乎寻常的力量，能被牢牢地记住。人们试图以感情系统的活化来解释这个事实。这的确如此，现在人们已经知道情感交流可以强化长时记忆。比如，当你反

---

* 译注：位于加州圣莫尼卡第五大街的一家餐馆。

复跟人说起 9·11 那天你在哪里时，重复的叙述增强巩固了记忆，让你更加无法忘怀。进一步地，复述过程引发的你和听众的情绪，能微妙地影响记忆痕迹本身——因为事件和复述过程会在脑海里交织起来。

记忆动态巩固的过程在某些方面很有益处：使对普通事件的记忆被流逝的时间和后续的经历淡化为笼统的记忆，而让富有情感的重要事件更加清晰地凸显在记忆中。但是动态过程也会给记忆带来某些特殊错误，并凌驾于随着时间流逝而缓慢消退的长时记忆之上。哈佛大学心理学家丹尼尔·沙赫特（Daniel Schacter）在其精彩的著作《记忆的七宗罪》中，指出了在唤醒陈述性记忆时常常会犯的 3 种错误：错误归因、易受暗示性和偏见。

错误归因是一种十分常见的错误，记忆中某些部分正确，但其他部分是错误的。这种错误随处可见。拿一个来源错误归因的例子来说，我可以准确地想起一个我听过的笑话，它以"泰德·肯尼迪走进一个酒吧……"起头。我发誓是从我小姨子那里听来的，但实际上我是从电视上的杰伊·莱诺（Jay Leno）*那里听来的。有时候，错误归因让你以为自己创作了某首歌曲，其实你是从其他来源听来的，并把它归于你自己创作的了。比如，三十多年来我常常边溜达边哼哼一段以为是自创的曲子。多年后，我却在给孩子们买的一盘 20 世纪 40 年代巴格·邦尼（Bug Bonny）的 DVD 中听到了这首曲子。

错误归因看起来并不起眼，但绝对不应该被忽视。历史上发生的一起著名的音乐版权案就是由错误归因引起的。这个案例发生

---

* 译注：美国 NBC 电视台的脱口秀主持人。

在 1970 年。乔治·哈里森（George Harrison）演唱的歌曲 *My Sweet Lord* 与 1963 年希丰斯（Chiffons）的著名单曲 *He's So Fine* 歌词不同，但是旋律极其相似。当时法官的判决认定哈里森没有蓄意剽窃的行为，而是被自己记忆的错误归因欺骗了（哈里森承认自己的确听过 *He's So Fine*），错误地把自己当作了此曲的原创者。最终该曲的版权所有公司获得了数百万美元作为赔偿。

这些都是来自错误归因的例子。还有一些是时间和空间的错误归因。一个常见的实验设计就是给受试者一张单词表学习，第二天给受试者另一张新的单词表，让他们指出前一天看到过的单词。实验受试者常把新的单词归入前一天的单词表。受试者的选择倾向可以被单词表中的上下文影响。例如，如果受试者对新单词表中第一次出现的词很熟悉，或者意思上很接近前一天单词表中的词，那么这个词就很容易被错误归因。比如当第一天的单词表有"针头"，"缝衣"，"别针"和"针脚"，那么错误归因就认为"细线"出现在第一天单词表里的概率就很高。可能我们大脑中有一个评价系统："如果我认识这个单词，说明我可能刚刚见过"。这或许就是某些错误归因的基础。

易受暗示性和偏见是记忆错误的另外两种形式，这时的回忆常会混杂了一些误导性的信息。易受暗示是指来自外界（比如旁人、电影、书、媒介）的错误信息，而偏见是指再造自身的回忆来适应当前的环境："我就知道红袜队*会赢得联赛冠军的"。令人吃惊的是易受暗示很容易改变人的回忆。比如，一些实验研究模拟警察办案：受试者首先观看一段抢劫便利店的视频（虚拟的），然后是并排

---

* 译注：美国波士顿的职业棒球队。

站着的 6 个嫌犯，其实他们都不是视频中的劫匪。当受试者逐个面对嫌犯时，必须作出是或不是的决定，几乎所有受试者都会正确地回答说他们都不是嫌犯。但假如让 6 个嫌犯同时出现，再问受试者"这里有抢劫犯吗？" 40% 的人会选出一个嫌犯（通常是最接近罪犯长相的那个）。如果在实验前，提前告诉受试者已经有别人指认嫌犯 × 是劫匪，现在需要他来证实或者否认，那么他将有 70% 的可能性作出错误的判断。这些实验结果不仅要我们对易受暗示性保持警觉，更对警察和司法系统有明显的提示作用。

易受暗示的问题在儿童中更加明显，尤其是学龄前儿童。在一个特殊的实验中，安排一个秃顶男性访问学龄前儿童，给他们讲故事，短暂游戏后就迅速离开。第二天，如果问这些孩子一些没有引导性的问题，如"那位叔叔做了什么呀"，几乎所有的孩子都能准确回答，尽管不太完整。但如果问一些引导性的问题，结果就大为不同，比如"那位叔叔的头发是什么颜色？"很多孩子会臆想出一种颜色。即使有些孩子刚开始反应说那个叔叔没有头发，但在不同阶段反复提问后，孩子们也会愣住，开始错误地回忆："他有一头红发，还有一撮小胡子呢。"最初研究采用的是像上面这样不具有感情伤害的问题，当时的解释是，尽管孩子会发生一些细节性的错误，但不太可能编造整件事情，尤其是那些感情受伤害的事情。

20 世纪 80 年代发生的一系列引人注目的虐待儿童案件促使几个研究小组重新审视这个观点，结果让人大为吃惊。在实验室测试中，与大人们相比较，学龄前儿童（程度稍微轻点）和小学生很容易地就完全学会了一些虐待行为，像吼叫、碰撞或者脱下别人的衣服。这一切都是有社会诱因的：引导性的提问、特殊答案的强化、不断的重复。在 80 年代，很多治疗师和警察依此取证，并指控那些学龄前儿童的老师。大多数（并非所有）这类案件最终撤销，或者得到了上诉平反。我们有必要认清事实是怎样的：虐待儿童事件确实有，儿童自发的指控是真实的，也被小心谨慎地处理了。好心的治疗师，可能会最大限度地干扰孩子的记忆，甚至移植一个完全错误的记忆，这样的事件很容易发生。儿童群体更易受暗示性影响的神经学基础仍未可知，但可能反映了一个事实：学龄前儿童维持事件记忆和评价脑内记忆准确性的脑区，特别是额叶，尚未发育完全，仍在快速发育和组织中，并且自 5 岁到 20 岁都在缓慢发育。

当储存长时记忆时，大脑组织有什么改变呢？让我们回过头来从工程师的角度思考这个关键问题。在构建神经系统记忆储存时，我们要去实现许多困难的预定目标。第一，记忆的存储量必须足够大。即使会忘记，我们也需要经年累月地存储大量信息，而且必须准确可靠。第二，记忆必须是持久的。一些记忆会伴随我们一生。第三，存储的记忆提取方式必须是容易的，但又不能太容易。对于陈述性记忆，就意味着必须通过零星的记忆线索才能回忆起，这些线索完全不同于那些已经成形的记忆（"想象一下母亲的面容"）。非陈述性记忆的最适刺激有特定的范围。比如说，如果你被训练成在 400 赫兹音频条件下眨眼，那你也可能会在 410 赫兹条件下眨眼，但在 10 000 赫兹条件下则没反应。第四，记忆必须能以后来的经验为基础具有可塑性，把这些经验放到一个有用的环境中，将其纳入整体的自我意识。总的来说，这确实有点苛刻。记忆一定要准确，又必须具有普遍性；它必须是持久的，也可以被后来的经验修饰。鉴于这些相互对立的要求，那么事实和事件记忆常产生错误归因、易受暗示和产生偏见就不足为奇了。

从微观的角度看，我们需要构建这样的系统，即经验驱动神经活动的特定模式将能在大脑内产生持久的变化。哪些类型的变化可以用来存储记忆呢？我们知道神经元信息传递的基本单元是动作电位。动作电位是受许多兴奋性和抑制性突触的综合作用激发的，它们加在一起，就在动作电位的发源处轴丘产生了跨膜电压的改变。所以，如果一个特定模式的神经活动导致轴丘上的电压敏感钠通道产生持久的改变，这样激发动作电位所需的阈值就更接近于静息电位，那么这将使那个神经元的兴奋性产生一个持久的改变，从而产生了记忆印迹。这仅仅是许多可能影响神经动作电位的改变之一。例如，改变动作电位下降相的电压敏感钾离子通道会导致它们的平均开放时间发生变化，这将在突触驱动的应答反应中引起动作电位次数和频率的改变。事实上，电压敏感的离子通道的变化能够持久地改变神经元的内在兴奋性，并且在动物实验中，这些变化能被学习所激活。

内在兴奋性的改变可能有助于记忆存储，但不可能是全部的解释。从数学角度看，这种记忆存储模式没有最大效率地利用大脑资源。要知道一个神经元平均约有 5 000 个突触。当产生动作电位的离子通道改变时，同时也改变了 5 000 个突触在接受输入时产生动作电位的概率。可以想象，这种共性对某方面的记忆存储是有用的，但就本质而言，基于内在兴奋性的记忆痕迹比改变单个突触的记忆能力要小得多。

大多数脑研究者认为经验依赖性的突触功能修饰是大部分记忆存储的普遍机制。突触传递有许多步骤，其中一些步骤易受长时间的调节。简单说来，人们把可变参数说成是"突触强度"。比如在测

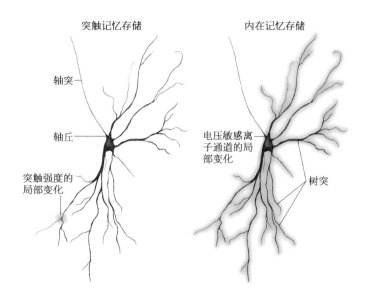

图 5.7　突触调节与内在调节在记忆存储中的比较。突触强度的长时程调节（左图）导致活化突触（阴影区域）通量的改变。通过调节轴丘处电压敏感通道（右图）产生的内在兴奋性变化将改变整个树突突触的通量（阴影区域）。因此，内在改变的优点是有益于泛化，但其缺点是存储能力小。（源自 Zhang W, Linden DJ. 2003. *Nature Reviews Neuroscience*, 4: 885. Tycko 绘图）

试中，刺激十个兴奋性轴突产生动作电位，并且都汇聚到同一个突触后神经元，那么这个神经元上就会检测到膜电压的变化，例如 5 毫伏的去极化。如果给予一段时间的条件刺激（一种特定激活模式来模拟感觉体验的结果），再给予同样刺激就仅仅产生了 3 毫伏的去极化，这称为突触抑制。而如果产生了多达 10 毫伏的去极化，则称为突触增强。假如这种改变在自然情况下持久存在，那就可能参与了记忆存储。因为在大脑里有 500 万亿个突触，所以经验驱动导致突触强度持久改变的机制具有非常高的信息存储能力（图 5.7）。

　　通常有两个方面可改变突触强度。在突触前膜，可以增强或抑制动作电位后的神经递质释放数量（或概率）。或在突触后膜，可以增强或抑制由恒定数量神经递质释放所产生的电效应。在分子水平上，这两种修饰形式都能以多种方式产生。例如，如果改变了突触前的电压敏感钙离子通道，那么动作电位传入时，就只允许较少量的钙离子流入细胞，这将抑制神经递质的释放。也可以通过修饰一些蛋白质来产生相似的作用，这些蛋白质控制运载神经递质的突触小泡同突触前膜的融合。这时候，同样一个动作电位激发的突触前钙离子信号诱导突触小泡释放的概率就降低了。在突触后膜，通过减少神经递质受体的数量可以抑制被释放递质所产生的作用。另外，受体数量保持恒定但同时对其进行修饰，使得当开放时只有更少的阳离子通过，这样也可以得到相似的结果。我的观点是，在突触两侧（即突触前后膜）的几乎每一种功能都可以受到调节，因而成为记忆机制之一。在实际情况下，不同的分子机制并不相互排斥，而且在大多数突触中可以同时发挥作用。

调节突触功能不是产生长时记忆的唯一方法。改变突触结构也可以编码部分记忆。尽管在成人的大脑，神经网络整体上已经基本固定，但对于个别的轴突、树突和突触来说并非如此。短时记忆可能只涉及现存突触的结构和功能，长时记忆则可能涉及新的树突和轴突分枝的产生。树突上的小棘特别容易受经验依赖性的重分布的影响。冷泉港实验室的卡雷尔·斯沃博达（Karel Svoboda）和同事在最近的研究中，利用一种新型的显微镜，连续观察成年活体小鼠大脑皮层的树突结构（图5.8）。他们发现30天内，约25%的树突棘会消失或者新长成。在显微镜下观察，大脑突触并不是静止的。它们会生长、收缩、成型、消亡或者新长成，这种结构上的动态变化很可能是记忆存储的关键。

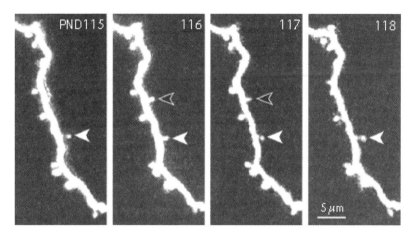

图 5.8 成年大脑神经元树突精细结构的变化和稳定性。图为活体小鼠视皮层神经元树突的局部扫描图，从第 115 天到 118 天（*PND* = 出生后天数），每天进行扫描。实心箭头表示一个稳定的树突棘，空心箭头表示一个正在变化的树突棘。经过基因工程改造，该小鼠的一些皮层神经元内表达了荧光蛋白。（由 Elsevier 出版社授权。复制于 Holtmaat A J, et al. 2005. *Neuron*, 45: 275）

　　我已经展示了记忆如何在大脑中存储的一种细胞学解释机制。接下来我们怎样去检验这些机制在动物行为中是否真正起作用呢？有两种常见的方法。一种是改变大脑的功能（用药物、损伤、遗传操作、电刺激等），然后观察随之产生的行为反应。这是一种干预策略（主要用在动物身上，而在人类，我们通常让其自然发生）。另一种是关联策略，我们测量大脑的生理特性（电活动、显微结构、生物化学、基因表达等），以设法判断它们怎样随经验变化。

　　为了更好地理解目前的艰难探索，我们来看一种陈述性记忆。科学家们已经做了大量实质性的工作，揭示了其记忆痕迹的细胞和分子基础。在 20 世纪 50 年代 H.M. 失忆症患者的报道为大家所知后，研究者又作了大量努力，建立相应的动物模型（优先选择便宜的动物，比如大鼠），来模拟这种对事实和事件的完全顺行性遗忘。

一直到了 70 年代，这些努力才获得回报。难点不是用手术损伤小鼠的海马组织来建立模型，主要困难在于恰当地运用模型来反映动物的陈述性记忆。最后证明空间学习测试就是最好的模型。

有多种方法可以检测空间学习能力，但最广泛接受的是让动物学习穿越迷宫，以逃出这个窘迫环境。爱丁堡大学的理查德·莫里斯（Richard Morris）和同事发明了一个巧妙的迷宫。它并不像我们通常认为的那种迷宫，而是一个直径 1.2 米的圆池，没有通道，周围是高墙以防止动物逃跑，池水中加入了干奶粉让水变得混浊。池子建在屋里，四周有明显而独特的路标帮助动物导航。一只大鼠（或小鼠）被随机放在水池周围的位置，随后任其游泳进行探索。最后，它会发现有一个逃生平台，上表面距混浊的水面只有大约 1 厘米。当老鼠到达这个平台，让其在平台上站立一会儿，再轻放回笼子。这个实验是让大鼠记住逃生平台的位置，这样在以后的实验中大鼠就能直接游过去而快速逃脱。毫不奇怪，在手术破坏了大鼠大脑两侧的海马组织后，它就不能完成莫里斯水迷宫的任务。甚至经过多次试验后，它们表现得仍像是第一次经历这个迷宫。这似乎是一种特殊的空间记忆缺陷，因为它们仍然能够轻易地学会快速游向一个旗子标记的平台，这说明它们并没有游泳或视觉的问题，而是一种真正特殊的记忆缺陷。

也是在 20 世纪 70 年代，一篇关于海马生理学的报道点燃了世界范围内脑科学家的研究热情。奥斯陆大学的泰耶·洛莫（Terje Lomo）和英国国家医学研究所的蒂姆·布利斯（Tim Bliss）报道，如果以短暂高频（1～2 秒内给予 100～400 次刺激）来刺激被麻醉兔子的海马组织中的谷氨酸兴奋性突触，可以引起突触强度的

增加，并能持续好几天。这种现象被命名为长时程突触增强（long-
term potentiation，简称 LTP）。你能明白人们为什么如此兴奋。LTP
是依赖于经验的持久的神经元功能改变，而且发生在大脑中已知对
记忆至关重要的位置。另外，触发 LTP 的高频脉冲在大鼠（还有兔
和猴）中会自然发生。一个假说，即 LTP 可能是海马中事实和事件
记忆的存储基础，很快成为脑研究中最令人兴奋、也是颇具争议的
观点之一。

　　数十年来，已经发表了数千篇关于 LTP 的文章。科学家认识到
的最有趣的事情之一是：尽管 LTP 最初在海马中发现，但事实上这
种现象遍布全脑——它发生于脊髓、大脑皮层以及其间的任何地方。
虽然大多数研究是在以谷氨酸为神经递质的兴奋性突触上进行的，
但这个现象也存在于其他类型的突触。另一个重要发现是，还有一
种与之相反的现象：持久的作用依赖性的突触衰减，称为长时程突
触抑制或 LTD。诱导产生 LTP 和 LTD 的参数随突触而异，但在大
多数区域，LTP 可被短暂高频脉冲（典型的是刺激 100 次／秒）激
发，LTD 被更持久的中等频率的脉冲（比如说，每秒 2 次，持续 5
分钟）所激发。实际上，能够产生 LTP 的突触当然也能产生 LTD，
反之亦然。

　　神经元的随机低频冲动是一直都存在的。在光有高频脉冲刺激
而没有背景活动时，突触如何产生 LTP？大脑采用了多种不同的分
子策略来解决这个问题。这里要讨论的是最普遍的、包含一种特殊
类型的谷氨酸神经递质受体的解决方法。

　　前面已经谈及，谷氨酸受体静息时，离子通道关闭；谷氨酸结
合时，通道开放，结果钠离子内流和钾离子外流。这种谷氨酸受体

称为 AMPA 型谷氨酸受体（以一种合成的强激活剂命名）。这些受体不能区分低水平背景活动和高频脉冲，都能被这两种刺激所激活。能区分这种差异的受体（同样以其强激活剂命名）是 NMDA 型谷氨酸受体（图 5.9）。NMDA 受体能执行这种功能的诀窍在于，在−70 毫伏的静息电位时，离子通道被镁离子从外面阻塞（镁离子游离于神经元周围的盐溶液中）。直到膜电位高于−50 毫伏时，阻塞作用才消失。

这样，仅仅谷氨酸结合受体或者细胞质膜去极化，都不会开放 NMDA 受体的离子通道。基础递质释放可以让谷氨酸结合受体，细胞质膜则不会去极化，但是高频动作电位串的刺激既能使谷氨酸结合受体，又能使膜去极化，从而使离子通道开放。这种离子通道也

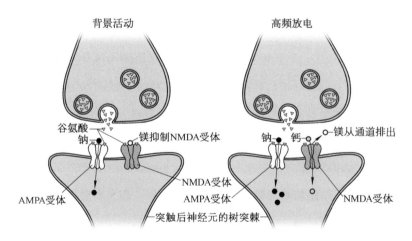

图 5.9　NMDA 型谷氨酸受体和 AMPA 型谷氨酸受体。NMDA 受体能被高频脉冲活化而不能被背景活动所活化，因为由镁离子引起的电压依赖的 NMDA 受体离子通道的阻滞，只有当突触后膜去极化达到−50 毫伏以上才得以解除。AMPA 受体既能被背景活动活化，也能被高频脉冲活化。（源自 Squire LR, Kandel ER. 1999. *Memory: From Mind to Molecules*. New York: Scientific American Library. Tycko 绘图）

很独特，它能够允许钙离子和钠离子一起内流，而多数 AMPA 型受体仅能通透钠离子。这意味着高频脉冲激活 NMDA 型谷氨酸受体后介导的大量钙离子内流也是一个独特的结果。换句话说，NMDA 受体是一个匹配探测器：只有当谷氨酸释放和突触后膜去极化同时发生，谷氨酸受体通道才会打开，钙离子才会内流；但在只发生两者之一时，NMDA 受体不会开放。

如果确是这个过程激发了 LTP，那么阻断 NMDA 受体的药物也应当能够阻断 LTP，而这种现象确实发生在大多数海马突触上。而且，如果往神经元注射某种药物，它一进入细胞就可以迅速与钙离子结合，防止钙离子与别的分子相互作用，这也能阻断产生 LTP。通过 NMDA 受体进入细胞的钙离子能够激活神经元树突中多种钙离子敏感的酶。大量快速的钙离子流能够活化一种叫做钙 / 钙调蛋白激酶 2α 的酶，通常简称为 CaMK2。这个酶通过将化学磷酸基团转移到蛋白质上而改变其质的功能。尽管还不知道与 LTP 有关的 CaMK2 的底物，但是一个很流行的假说是：这一过程最终导致新的 AMPA 型受体插入到突触后膜中，从而加强突触传递。应该指出的是，尽管 NMDA 受体→ CaMK2 → AMPA 受体插入细胞质膜的信号级联是 LTP 产生的最常见形式，却不是唯一的。其他形式的 LTP 可以利用不同的生物化学步骤，通过不同的方式产生 LTP，比如增加谷氨酸的释放，或者增加已有 AMPA 受体的电导值。

LTD 怎么样呢？持续的适中频率的突触激活如何导致持续的突触衰减呢？有趣的是，最常见形式的 LTD 也会用到 NMDA 受体。在这种情况下，适当频率的刺激部分解除了镁离子对 NMDA 受体的阻断作用，产生一个小量而持续的钙离子流，而不是大量而短暂的那种。小量持续的钙信号不足以激活 CaMK2，也不会产生 LTP，相反地，却激活了一个具有相反作用的酶——蛋白质磷酸酶 1（PP1），它去除磷酸基团。毫不奇怪，激活 PP1 最终将会减少突触后膜上的 AMPA 受体，从而以与 LTP 功能相反的方式抑制突触强度。这种包含了 NMDA 受体→ PP1 → AMPA 受体离开细胞质膜的信号级联是海马 LTD 的主要形式，但只是可以产生突触强度持续抑制的几种机制之一。这样，LTP 和 LTD 都能以多种不同的方式产生。事实上，一些单个突触就有多种形式的 LTP 和 LTD。

所以目前得到的这个模型认为，事实和事件的记忆，包括莫里斯水迷宫中对于逃生平台位置的记忆，都是通过在一系列的海马突触上产生 LTP 和 LTD 编码而形成的，而这样的 LTP 和 LTD 绝对依赖于 NMDA 受体的激活。验证这一假说的一个重要方法就是，往大鼠脑里注射 NMDA 受体的阻断剂，在 LTP 和 LTD 大都被阻断的条件下，观察这些大鼠能否完成莫里斯水迷宫任务。不同实验室已经好几次重复过这个实验，结果均表明这种情况下立体空间记忆确实严重受损。稍后的突变小鼠实验也得到了相似的结果，这些小鼠海马的一个重要亚区（称为 CA1 区，见图 5.10）不能表达功能性的 NMDA 受体。在所有实验中，小鼠的一般感觉和运动功能大都完好——不能完成水迷宫任务的那些小鼠看来确实有记忆缺陷，而在视力、游泳或是应激方面毫无问题。

有没有可能训练大鼠完成莫里斯水迷宫任务以后，再分析它们的海马区呢？多年来，许多实验从电生理、生化或是结构学方面尝试寻找海马与学习相关的物质基础。虽然有了一些断断续续的发现，但事实上远远不够。这就有下面的问题：空间记忆很可能只是在极

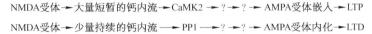

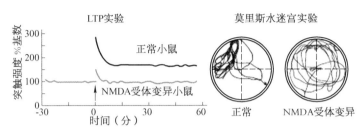

图 5.10　实验表明，在海马关键区域不能表达功能性 NMDA 受体的突变小鼠中，LTP、LTD 和空间学习能力是受到损伤的。最上面一行表示诱发 LTP 和 LTD 的由 NMDA 受体触发的信号级联反应。问号表明在发生 AMPA 受体插入和内化的过程中，仍有多个步骤是未知的。左下图表示 LTP 实验中突触强度与时间的关系。向上的箭头表示向突触前轴突定点施加高频脉冲来诱发 LTP。右下图表示受过良好训练的小鼠在莫里斯水迷宫中的行动路径，这些是将平台去掉后小鼠寻找平台位置的观察结果。正常小鼠具有良好的记忆，它们能够正确地找到位于左上象限的平台位置，而 LTP/LTD 缺乏的突变小鼠几乎没有位置记忆，因此这些突变小鼠会在水迷宫中漫无目的地搜索。（源自 Tsien JZ, et al. 1996. *Cell*, 87: 1327. Tycko 绘图）

少量的海马突触上产生了变化，而我们没有好方法来了解是哪些突触。不管是采用电生理记录突触强度，还是生化或结构检测，都无异于大海捞针：如果与空间记忆相关的突触淹没在另外的不属于记忆印迹的突触海洋中，那么要对它们进行测量几乎不可能。

　　干扰海马 NMDA 受体功能，会阻碍大鼠和小鼠的空间学习能力，这就表明我们的工作模型是正确的，即在海马中，陈述性记忆的记忆印迹需要 LTP 和 LTD。这些发现真的能证明这一假说吗？不幸的是，不能。尽管海马 NMDA 受体调控会影响空间学习能力，然而试图在 NMDA 受体活化后通过定向的生化信号而干扰 LTP 和 LTD 只取得了一定程度的成功。我们可以通过干扰 CaMK2、PP1 或者是某种类型的 AMPA 受体，来阻断大多数形式的 LTP 或 LTD，但这种方法不总能引起空间学习能力缺陷。另外除 LTP 和 LTD 之外，这些调控也很有可能会影响其他的许多进程。通过 NMDA 受体介导的钙离子流会引起多种酶的活化，而不仅仅是 PP1 和 CaMK2。进一步研究就会发现更多的信号级联分支，比如 CaMK2，可以在海马神经元中将磷酸基团转移至上百种蛋白质，而不仅仅是那些与 LTP 有关的蛋白质。因此，任何人都不能完全确定，由这些药物或分子遗传学修饰所产生的空间学习能力障碍真的是由 LTP/LTD 缺乏所引起的，而不是一些副作用所引起的。

总而言之，我们知道破坏海马会阻碍大鼠和小鼠的空间学习能力，一些提示性的而不是结论性的证据表明，空间位置记忆可能是储存在海马中，并通过改变 LTP 和 LTD 中的突触强度来实现。如何加强或者减弱与海马中产生行为记忆有关的那些突触，从而使动物能够学会完成莫里斯水迷宫或者别的立体空间任务？简单的回答是不知道，因为海马的解剖或功能组成方式并不能清楚地回答这一问题。稍微详细点的回答是尽管我们不知道，但一个有趣的暗示可能有助于解决这一难题。

约翰·奥基夫（John O'Keefe）、林恩·纳德尔（Lynn Nadel）和伦敦大学学院的同事进行了以下实验，他们让大鼠在实验室人造环境中探索，同时记录其海马神经元的反应。研究发现大约 30% 的某一类海马细胞（称为锥体细胞）看来决定了动物的空间定位。当大鼠置于一个新的环境，开始进行探索时，锥体细胞记录显示几分钟后，只有当大鼠处于一个特定的位置（比如说大圆笼子的左上方，见图 5.11），某个特定的细胞才会兴奋。这种特殊细胞被称为"空间细胞"。即使大鼠离开这个环境，在几天或几周

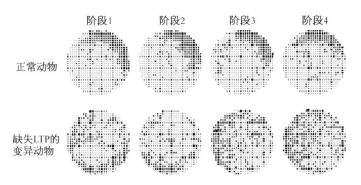

图 5.11 小鼠海马中的空间细胞。这些图表示一只正在探索周围环境的小鼠的海马中单独的椎体细胞的兴奋频率。对于特定的位置来说，深色的像素点代表高兴奋频率，浅色代表低兴奋频率。来源于正常小鼠的空间细胞可能是对特定位置兴奋（正如这儿所显示的来自正常小鼠的例子），也可能是很广泛区域的兴奋，但在多次训练中对空间的这种反应都是稳定的。对缺乏 LTP（这些神经元已被改造并能持续表达活化的 CaMK2）的突变小鼠的记录表明，在重复训练期间空间场是不稳定的。这与这些突变小鼠不能完成某种空间任务有关。（源自 Rotenberg A, et al. 1996. *Cell*, 87: 1351. Tycko 绘图）

后再回到这个环境中时，这种细胞也会以同样的方式兴奋。大鼠和小鼠中都有空间细胞。进一步记录别的细胞就发现还有别的空间细胞可以对不同的环境位置产生特异性的兴奋。有些细胞只针对特定位置（图 5.11），有的细胞范围则广得多。如果对小鼠进行突变，使海马锥体细胞表达持续激活的 CaMK2（由于其活性已经达到了最大值，所以不会产生 LTP），再记录这些突变小鼠的空间细胞，就会发现一些有趣的现象。当小鼠探索环境时，空间细胞确实还有特异的兴奋模式，但当动物离开并重新返回这个环境时，这些细胞的兴奋模式发生了改变（图 5.11）。由于这些突变小鼠的空间学习能力同样受到损伤，因此这就提示 LTP 对于维持空间细胞的兴奋模式是必需的，并且这些空间细胞形成空间认知图像，使得动物能够储存空间记忆。

问题是这个认知图在海马中的物质结构基础是不清楚的。大脑中感觉系统能在解剖学上绘出外部世界：在初级视觉皮层中毗邻细胞将被来自视野中邻近点的光激活。同样地，初级躯体感觉皮层中毗邻细胞对体表邻近点的触碰产生兴奋。尽管代表相同空间位置的不同海马神经元倾向于同时兴奋，但它们在海马内的物理分布并没有什么条理可言。在海马中，一个代表左上象限位置的细胞可能位于代表相同位置另一细胞的对侧末端，并且在海马组织中的这些细胞不会以任何一种有机的模式组织起来共同反映外部的立体世界。因此，虽然我们初步理解了用神经元功能（LTP、LTD 和内在兴奋性的变化）和结构变化来阐释各种经历的分子机制，并且已经获得了一些可以将这些机制和特殊形式的学习联系起来的证据，但我们对所谓的陈述性记忆远没有一个完整的"从分子到行为"的解释。

我们已经知道大脑没有用单一的细胞或是单一的脑区完成任务。相反，记忆存储涉及多个大脑区域以及多种机制（突触可塑性、内在可塑性），每种机制都可以通过许多不同的分子机理来产生。严格地说，记忆存储的细胞和分子机制不是唯一的。事实上，在拼装进化模型中，储存记忆的机制多半已经适应发育后期（妊娠晚期和儿童早期）对于经验形成的需要，并设计来形成大脑的神经网络。

让我们回顾一下大脑的进化历程。在这一过程中，大脑的布局和进化主要受到了以下 3 种因素的制约：

1. 进化过程中，大脑在发育过程中绝不会彻头彻尾地重排，它只能在现存的当中增加一些新的体系。

2. 大脑关闭控制系统的能力是十分有限的，即使这些系统在某种情况下是起反作用的。

3. 神经元——这个大脑的基本处理器，是缓慢而不可靠的，而且它们的信号传导范围也相当有限。

上面这些制约因素就使得大脑产生了一个能够解决计算复杂性问题的方法：一个大脑拥有庞大数量的神经元，而且这些神经元高度相关联。但是这个大而复杂的大脑会引发两个问题：怎样使这么大的头部顺利通过产道？从遗传学的角度，在大脑发育过程中，如何规划500万亿突触，以形成神经网络呢？正如前面所讨论的，解决的办法只能是在发育过程中先将大脑神经网络进行粗略的规划，然后将重要的大脑生长和突触形成留至出生后完成。这种设计就使头部能顺利地通过产道，也使知觉体验能精确地指导大脑发育。为了实现这一目的，就必须有一种机制，通过它特殊形式的知觉体验才能促成突触强度变化（LTP和LTD）和内在兴奋性变化，也才能使突触以及轴突和树突分支生长和收缩。当然，稍加处理后保留在成熟大脑中用来储存记忆的这些细胞和分子机制都是相同的。

给出一个极端的例子，"即使生活给了你酸柠檬，你也可以做成甜的、清凉解渴的柠檬汁"。我们的记忆，作为意识和个性的基础，仅仅是变通解决一组早期发育限制的意外产物。换言之，我们真正的人性是受进化限制并被偶然设计出来的产物。

第六章

爱情和性

哺乳动物世界中，人类真的是一直被性扭曲的群体。我不是揶揄一些人在看到汽车排气管，闻到臭脚丫子，或者想到被捆绑的交通警察时产生性冲动，而是想说，人类的性生活习惯与动物近亲相比差异甚大。毕竟，动物们可没法透过因特网来宣泄他们的"性趣"。

人类文化深深地影响着恋爱和性行为的尺度（下文很快会给予解释），现在少安毋躁，让我们首先从最普遍的规则——基本和传统的一夫一妻制——开始，来考虑这个问题。从这个简单的规则上，我们就能够看出人类的行为较其他动物确有不同。排除那些浪漫多彩的情节，一般的故事总是这样的：从前，一个男人和女人相识，他们相爱了，接着举行法定仪式（结婚）。随后他们会习惯于寻找较隐蔽的地方亲热一下，而且极力避免和其他异性发生性关系。他们在女性的排卵期大量、频繁地做爱，直到女方受孕为止。女方怀孕后，他们仍然会不时做爱。当然，下面就是后代的出生，男方为女方提供生活资源，有时还会帮助照看孩子（也会照看以后再出生的孩子）。再往后，这对男女会继续他们的一夫一妻关系，并保持着活跃的性生活，甚至会持续到女方过了生育年龄（往往以绝经为标志）的许多年之后。

现在来看看其他一些不同观点。喜剧演员玛格丽特·曹的台词里说道："一夫一妻制是那那那么么令人乏味……你们对彼此熟悉得已经不能再熟悉……"这让整个俱乐部的观众哄堂大笑，但这个思想确实是人类以外世界的主流现象：超过 95% 的哺乳动物不会建立持久的配偶关系，不管是什么形式的配偶。实际上无约束的、放荡的性行为是雌性和雄性动物的普遍现象，而且这种混乱的性行为通常是公开的，所在群体的每个成员都能看得一清二楚。对它们而言，一夜情和公共场合交配是自然法则，而不是偶然的例外。这种公开乱交的后果之一，就是大部分雄性哺乳动物从不或很少照看自己的后代。更有甚者，雄性在交配后不会再停留在种群里，而是离开并继续它的流浪生活。对于那些留守的雄性而言，它们往往都不认识自己的亲生骨肉。

乍看之下，这种自然界的法则可能会让人觉得这些动物都很放荡。但换个角度看，它们却又是最保守的。人类常常在不可能或根本无法受孕的时候做爱（比如女性不确定的排卵期、怀孕期间或者绝经后），而绝大多数动物做爱的时间与其排卵时间精确地一致。人类女性的排卵往往比较隐蔽，因此对于男性而言，几乎不可能直接知晓女性的最佳受孕时间。虽然通过自我训练，女性能够预测自己的排卵时间，但从本质上说，人类并不具备其他动物那种天生的感知排卵的能力。事实上，即使科学家们围绕着这个主题进行了很多研究，女性在其排卵期进行性交以达到受孕的时间点仍然难以确定。

相反，雌性哺乳动物通过性器官的隆起、特殊的气味或者惯有的声音和姿势刺激（例如展示自己的生殖器），向异性展示自己的交配兴趣。通常，雄性和雌性的动物都不会在雌性不能受孕的时候相互靠近。绝经后的性行为并不存在，这是因为，虽然雌性哺乳动物到了一定年龄后会表现出生育能力逐渐降低，但并没有一个确定的绝育时间。事实上，绝经可能是人类独有的现象。

当然，人类与动物的性交区别是针对自然界普遍情况而言的。一些人类以外的动物，如长臂猿和草原田鼠，也会有长时间的配偶关系，并且雄性会参与养育后代。也有一些动物，如海豚和矮黑猩猩，和人类一样对娱乐式的性交有着相同的爱好。另外一些雌性动物，如长尾猴和猩猩，它们的排卵也是较隐蔽的。对人类而言，也并不是所有人都拥有奥齐（Ozzie）和哈丽雅特（Harriet）那样的美满家庭*。很显然，并不是所有人都采纳了一夫一妻（或者分阶段的一夫一妻）。在某些文明或者某些部落中，一夫多妻或一妻多夫就是既定法则。然而，如果纵观所有人类文化，主要的法则还是一夫一妻，或者至少是在一定时间范围内的一夫一妻。最关键的一点是，大多数人类女性在特定的排卵期内只会有一个性伴侣。科学家们通过用遗传学的方法检测了大量儿童的亲子关系后发现，绝大多数（90% 以上）儿童的父亲确实是其母亲的丈夫或者长期生活伴侣，并且大部分父亲对其亲生骨肉给予了必要的照顾和支持（虽然形式上不太一样，如提供食物，保护其不受他人伤害，提供庇护的场所或是金钱，而不是直接对孩子的照顾）。

---

* 译注：源自美国电视剧《奥齐和哈丽雅特历险记》。

人类与其他动物也有着许多相同的性行为。口交（两性都会有）是一个，自慰是另一个。研究发现，雄性和雌性动物都有自慰行为，有时甚至会借用工具。但是到目前为止，却只有人类才会在观看理查德·西蒙斯（Richard Simons）的 *Sweatin' to the Oldies, Disc 2** 时发生自慰。传统上，我们认为自慰只是发生在被囚禁动物身上的一种现象，但已有可靠的报道指出，在野生的黑猩猩和红疣猴中确曾观察到自慰现象，还有证据表明人类以外的动物可能不对性器官直接刺激而进行自慰。弗兰克·达林（Frank Darling）爵士在发行于1937 年的经典著作《一群赤鹿》（*A Herd of Red Deer*）中提到，处于发情期的苏格兰雄赤鹿会通过"低下头，随后轻轻地用犄角尖来回磨蹭柔软的灌草"来自慰。这种摩擦通常会使其阴茎勃起，并在数分钟后射精。最后一个值得注意的问题是，目前在很多哺乳动物中都曾发现雄性和雌性的同性恋行为，当然据我所知，还没有人类以外的动物有长期同性配偶关系的报道。

那么，为什么人类具有如此多的特殊的性行为，如隐蔽的排卵、欢娱性的性交、长期的配偶关系和因此得以延长的"父爱"？虽然人类的一些猿猴表亲具有某些相同的特点——如黑猩猩对性娱乐有着特殊的嗜好，长臂猿之间也可建立长期的配偶关系，但除了人类以外，没有任何一个物种具有全部这些独特的性行为。因此，人类这些特殊的性行为很可能是灵长类最新的进化特征。

下面要讨论的话题就是普遍的人类性行为直接来源于并不完美的大脑。让我们试着以相反的方向思考这个问题。为什么人类有隐

---

* 译注：发行于美国的一盘健身录像 DVD。

秘的排卵周期以及性娱乐嗜好？密歇根大学的凯瑟琳和理查德·亚历山大的进化论观点很有说服力。他们提出，隐蔽的排卵周期可以将男性配偶长期留在她身边。让我们先考虑一下相反的情况：排卵有明确的外显特征后，雄性就可以在雌性能够受孕的期间进行交配，以最大限度地达到繁殖后代的目的。而当雌性受孕期结束后，雄性便可以自由地离开她，去寻找另一个能够受孕的雌性。这个模式中，由于雄性清楚地知道雌性的受孕期，不会担心当他去寻找其他交配机会的时候，会有别的雄性乘虚而入，使其交配伴侣受孕。很多物种都有这样的交配模式，包括狒狒和鹅。但是，如果排卵期秘而不宣，那么雄性和雌性就不得不在整个排卵期频繁交配，以保证足够的受孕机会。不仅如此，如果雄性试图"寻花问柳"，去找其他的雌性碰碰运气，他必须要考虑一个问题，就是此刻是否有其他雄性藏在某个角落，趁他不注意的时候与其配偶交配。还有，即使他耐不住性子要出去"拈花惹草"，他要找到一个正好在排卵的雌性的概率也很低。因此，在排卵隐蔽的条件下，雄性的最佳策略就是专一地守候在一个雌性身旁，并一直和她交配。

关于雄性的讨论到此为止。那么，雌性又能从这个模式里得到什么呢？难道她的最佳生殖策略不应该是"脚踏两只船"，以期望能够给后代最佳遗传因子吗？确实，许多物种的雌性，包括很多哺乳动物，是按照这样的方式生活的。但是请注意，这里有一个重要的区别，就是一个雌猩猩可以非常轻松地独自养育她的后代，而女人却没那么容易完成任务。大部分动物在断奶后便立即能够独立寻找食物，而人类小孩在断奶后的多年时间里都无法完全自立。其后果就是，如果女人能够与一个男人建立长期的配偶关系，并且迫使他以某种形式对抚育后代作出贡献，那么她的繁殖效率便能够成倍提高。而男性心甘情愿地接受这种安排，可归咎于两个原因。其一是如果他长期保持这种关系，他便能够确定与后代的亲子关系，这样他就不会浪费宝贵的资源去养育别人的后代。另一个原因是他能够享受由这种关系产生的频繁做爱。这种稳定的两性关系和丰厚的性回报甚至足以让人在不可能受孕的期间（如怀孕期间或绝经后）依然享受做爱的快乐。

在上述例子中，问题的关键在于婴儿不能完全自立，甚至初学走路的孩子和稍年长的孩子都无法妥善保护自己，因此女人在某些方面要比其他雌性动物更需要异性的帮助。为什么会有这样的问题呢？我们来想象一下，人类大脑在出生时只有其成熟时体积的三分之一，而幼儿的早期生活对于大脑的分化和发育又是至关重要的。人类大脑的爆发性增长会一直持续到 5 岁，而且 20 岁之前都无法达到完全成熟。与同龄的其他物种不同，5 岁的小孩还没有足够成熟的大脑，怎么能去寻找食物，保护自己免受捕食者的侵害呢？

让我们站在另一个角度来描述这个故事。人类大脑出生后就没有再设计过。实际上，如你所见，新的进化系统往往是紧挨着旧系统而层层叠加的。这意味着大脑在获得新特性的同时，尺寸上必须有所增长。更为重要的是，构成大脑的神经元从原始水母到现在都没有发生实质性的进化。其结果是，神经元至今仍是缓慢、充满纰漏而且不可靠的，其信号传导的范围也受到严重的限制。因此，在僻陋的条件下建造起可以进行精密计算的大脑，就需要建立大量彼此连接的、拥有千亿神经元和 500 万亿突触的神经网络。这个网络太庞大了，不可能一一明确对应到基因组的编码信号。因此必须要用到经验驱动的"用进废退"法则来安排其内部连接，从而有效地构建这个巨大网络。这需要出生后极大发展了的广泛的知觉活动，并且大脑成熟过程需要一个罕见的、超长的童年阶段。另外，人类分娩时，分娩出口的物理限制使得人类小孩无法生来就有一个成熟的大脑——出生时的身体大小与母亲的阴道大小是不相称的。事实上，分娩过程中婴儿常会夭折，尤其在旧社会是很常见的，可是这种分娩的不幸在我们的灵长类近亲中却几乎未有所闻。

综上所述，我们可以得出结论：女性特别地需要男性参与养育后代的过程。她们通过隐秘的排卵周期保证繁殖效率，并以此迫使男性改变策略，在排卵期长时间地与之保持性关系。这种一对一的人类性行为在大部分时间里其实是为了欢娱，可人们认为它有两种作用：其一，它可以比较容易且可靠地确定后代的亲子关系；其二，它能够建立长期稳定的配偶关系。这些都能够促进亲代对子代的照顾。换言之，问题可以简化为一个极端的观点：如果人类神经元能够更加有效地工作，那么异性婚姻可能不会成为各类人类社会文化共同遵循的基本法则。

"但……但……但是"，我会听到你这么说："这样真的能解释我们现在的生活吗？毕竟，我所在的城市居住着很多能够很好抚育孩子的单亲妈妈啊，这又怎么解释呢？"毋庸置疑，还有很多夫妇准备收养与他们没有任何血缘关系的孩子，另外一些人更愿意过没有孩子的生活。而且，城市里也有很多同性恋，他们当中很少有人有孩子，大部分人过着没有孩子的生活。也有很多人搞婚外恋。这些都是实情，但在思考这些社会现象时，我们应该首先明确一些问题，所有这些都可以归纳为人类性行为的发展问题。首先，进化是一个缓慢的过程，人类的基因永远不可能完全适应千变万化的环境。在现代社会，一些与性生活有关的社会革命，比如节育手术和人工授精，还有社会传统、政治体系和技术变革，让女性独立生活成为可能。大部分的变革仅仅发生在当前这一代人的身上。因此，影响大脑发育和性行为的基因还未曾受到现代社会中各种压力的选择。基因选择是我们思考人类各种生物学功能进化的主要规则之一，其中也包括性行为的生物学基础。其次，与性行为相关的驱动力会持续地对人类产生影响，即使基因无法传递给下一代。甚至在没有机会生育的情况下（原因有节育、绝育、绝经、同性伴侣等），人们仍可以相互吸引而形成长期的配偶关系（即"坠入爱河"）。最后，在这个充斥着婚外情、高离婚率等问题的现代社会，你仍会惊奇地发现这些现象对亲子关系的影响非常渺小。如前所述，对亲子关系所做的大范围、跨文化的调查结果显示，90% 儿童的父亲确实是其母亲的丈夫，或者长期性伴侣。此外，不管离婚还是再婚，绝大部分父亲仍然通过不同的形式抚育自己的子女。循此，虽然文化模式和生活习惯可能有所不同，但是现代纽约人和伦敦人性行为的最终结果不会与生活在传统社会的人有多少不同。

刚才，我花了好些时间来阐述人类性行为中有限的一些方面，考量了低效率的大脑如何造成了目前的情况。现在让我们把注意力转移到问题的另一面：大脑究竟是如何影响我们性和爱的驱动力的？在此，我们必须先考虑所有性行为的先决条件——人类性角色确定的发展。我们怎样区分自己是男性还是女性？

性别角色决定是一个生物和社会文化因素共同作用的复杂过程。你拥有 XX 染色体、卵巢、阴道，并不足以使你认为自己是女性。

同样，XY 染色体、睾丸、阴茎并不能让你认为自己是男性。这是一件很复杂的事，并且至少要从两个方面来解释。毫无疑问，有一小部分人感到他们的性别角色混乱。不管自己的身体性征和不可抗拒的社会压力，这些人总是深信他们的性染色体与其自我感觉不相符合。在一些更复杂的文化领域里，这些性别角色错位的人常常会采用异性打扮，接受激素治疗，或者进行各种形式的外科手术，导致部分甚至彻底的变性。性别角色混乱常发生在染色体性别为男性的人群中，但并不单单表现为一种男变女的现象。在社会传统允许的情况下，性别角色混乱者通常异性装扮，但反过来又不一定了：许多异性打扮者认可自己的染色体性别，也不感到性别角色混乱。实际上，他们的异性打扮是对自己性别角色的另一种微妙表现。

　　一旦你自认是男性或女性，那么你的生活理念和期望将极大地受到社会文化和个人经历的影响。一个男人或者一个女人究竟意味着什么？答案随着文化、家庭乃至个体的不同而差异巨大，这些我们已经很熟悉了。例如，日本妇女的性别角色认同与意大利妇女就不一样。近年来，社会对于男人和女人的文化观念发生着迅速的变化。我们也许可以在体制化的性别角色错位文化中找到社会文化缔造性别角色认同的典型案例。在许多南美洲土著部落，有一类人被认为同时具有男性和女性两种灵魂 *。在这些部落的传统文化中，染色体性别是男性却被当作女性；少数情况下，染色体性别是女性却被当作男性。部落鼓励他们采取异性化打扮。由于他们被认为拥有连通男性和女性世界的能力，因此往往担任身份特别的萨满祭司。在波利尼西亚，部落

---

　　* 译注：这是一些南美部落的信仰，认为这样的人是第三性，在部落里通常是预言家、通灵人。

传统认为第一个孩子注定就是母亲的帮手，被赐予典型的女性社会地位。某些情况下，所有部落家庭都会这样做，而不管儿童的染色体性别。从男性转变成女性的人被称为"马胡"（mahu，在大西地岛或夏威夷地区），或者"法阿法费尼"（fa'a fafine，在萨摩亚地区）。1789年，莫里森（Morrison）中尉跟随威廉·布莱（Willian Bligh）船长探险塔希提岛，他曾经这样记录："他们将一些男人称作'马胡'。这些男人在某些方面与印度阉人相似，但并没有被阉割。他们从不和女人同居，却过着和女人一样的生活。他们剃光胡子，打扮成女人，和女人一同跳舞，并用女人般柔弱的嗓音唱歌。"如同土著美洲人中的双灵人，马胡拥有很高的社会地位，并被认为是幸运和强大的代表。夏威夷岛国王克梅哈米哈（Kmehameha）一世总是确保有马胡居住在他的周围，或许就是这个原因。尽管性别角色主要是由性染色体和性激素决定的，但正如我们从马胡、双灵人或者非常阳刚的弗格斯大叔（Uncle Fergus）* 所看到的，性别决定却是要复杂得多，其中涉及到很多生物学和社会学因素的相互作用。

那么，我们可以鉴别出大脑体现出男女生物学性征差异的地方吗？一般而言，男性的大脑略大于女性，即使按照单位体积来折算。这一点在右半球大脑皮层的厚度上体现得最为明显。更有趣的是，男性的 INAH3 细胞簇（下丘脑前部 3 号间位核的细胞，位于人下丘脑的一类特异性富集的细胞）是女性的 2～3 倍。由于这些细胞的睾酮受体密度非常高，在人类性活动的某些特定时期，它们与男性的典型的性行为直接相关（详见下文）。这些发现无疑给我们提供了

---

* 译注：为作者杜撰。

巨大的探索空间。但是，并非人体所有的男性器官都大于女性。比
如大脑的两个关键区域——胼胝体和前连合，就是女性略大于男性。
这两个区域富含轴突束（白质），能够将信息从大脑的一侧传递到另
一侧，二者在联系大脑皮层两侧的作用上显得尤为重要。另外我们
几乎已经肯定男女脑结构的差异并非只有这两点，日后的研究将会
发现男女脑结构大小上的更多的不同。不同之处还不仅是大小差异，
内部的细胞结构（如树突的分枝程度）、生化组成（如神经递质受体
或电压门控离子通道的密度），或是电生理功能（如特定神经元动作
电位的速率和时程）都有区别。

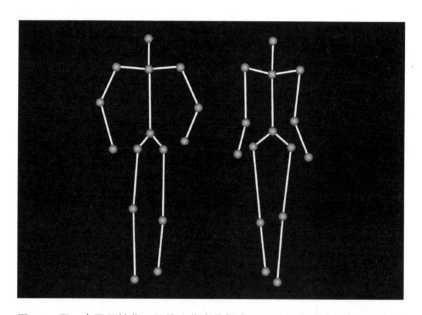

图 6.1　哪一个更男性化？即使这些火柴棍卡通图并没有给出什么信息，我
们还是能够很容易地分辨出男女性的差别来，这里显示出视觉系统已经非常
善于识别性别了。此图由加拿大安大略省昆士大学（Queens University）的
尼古劳斯·特罗耶（Nikolaus Troje）教授赠送。如果观察到不同性别行走动
作的动画，男女间的性别差异将更为明显。你可以在特罗耶教授的网站上浏
览到这些画面（www.biomotionlab.ca/Demos/BMLgenden.html）。

除了这些神经解剖学的区别，男性和女性在相对应的行为表现上也是不同的。这是一项饱受争议和政治指控的研究，然而世界各地的研究小组通过大量独立的实验和研究，得出了一致的系列结论。一般情况下，女性在语言领域的能力，比如快速组词，比男性要强。这称为"语言流畅性"，在不同文化中普遍存在。在社会交往、感情共鸣以及团队合作方面，男性的表现更胜一筹。一般而言，女性往往善于完成思维创新的任务，在事物匹配（点出两件相似的物品）和算数计算领域成绩也不错；男性在数学推理方面胜过女性，特别是字谜和几何难题。他们尤其擅长空间想象，在意念中旋转三维物体之类，以及从背景中分离出对象。这样得到的总体结论是：男性和女性似乎趋于不同的认知方式。当然，这些结论是通过调查大量人群之后得出的，而具体某位男性或女性的认知能力和特性可能位于上述两个极端之间。研究一般智力的实验没有发现男女之间存在显著的差异。

上面的证据表明了两性的大脑结构确有不同，而其精神功能也不同。一个关键问题就是，较之社会文化因素，解剖学和行为学上的差异多大程度上是由遗传因素决定的。这又回到了那个陈旧的"先天–后天"的问题。成年男性和女性的大脑解剖学差异本身不能够证明这些差异的遗传学基础。回忆一下第三章，经验可以塑造神经元的连接和精细结构，一些特定形式的电活动可以引起某些基因的表达。或许，一个普通女孩的培养方式可以稍稍增加连接大脑左右半球的轴突连接（前连合和胼胝体）。同样地，通过培养也可能增加一个普通男孩的 INAH3 细胞簇。

现在，看起来似乎有理由猜测社会因素可能影响两性大脑的结构差异，却没有证据去承认或者反对这个观点。目前的一些证据支持了基于遗传的理论解释。比如，越来越多的证据表明，在不同物种的幼年早期就可以明显观察到行为上的性别差异。一般来说，小女孩会花费较多的时间参加社会性活动，涉及到诸如声音和画像；而小男孩则对空间刺激兴趣异常，比如汽车。较之雌性同类，幼年雄猴和雄田鼠更加喜欢滚来滚去地玩耍。幼年雄田鼠在迷宫实验中的表现也比雌性出色。

对男孩和女孩的成对研究表明，出生前的睾酮含量可以用来预测出生后个体在空间学习方面的能力。尽管睾酮被认为是一种由睾丸产生的"雄性激素"，但它也可以由肾上腺合成，因此雌性体内也有少量睾酮存在。在最近的一份研究报告中，剑桥大学的西蒙·巴伦-科恩（Simon Baron-Cohen）和同事们发现，子宫中发育时处于高浓度睾酮的婴儿出生12个月后，与他人目光交流的能力要差些；18个月时，语言能力的发育也较差。总体来说，似乎睾酮的环境让婴儿趋向于典型的男性认知和行为方式，即使是在较早的幼儿期。

上述观点的一个极端例子是由于不当操作造成的性激素紊乱。患有先天性肾上腺增生症而导致肾上腺膨大，或者母亲怀孕期间接受过己烯雌酚（DES）治疗，那么这样的女孩在出生前的子宫内就暴露于极高浓度的睾酮。一般而言，这些女孩子在认知测试上更趋向于男孩（数学推理和空间想象比较出色）。她们童年期的行为也更像小男孩：喜欢更具侵略性的游戏，对物体性的玩具（小卡车）更感兴趣，而不是社会类玩具如洋娃娃。动物实验也可以得到类似结果：出生后经过睾酮短期处理的雌性田鼠，在空间迷宫实验中的表现可以达到雄性的平均水平。

相反的例子是雄激素不敏感症，患病男性睾丸发育正常，分泌正常水平的睾酮，但是睾酮受体却发生了突变，细胞无法对睾酮产生应答，身体和大脑的发育渐趋于女性。康奈尔医学院的朱莉安娜·因佩拉脱-麦金利（Juliane Imperato-McGinly）和同事们调查了这样的患者后发现，雄激素不敏感症患者的空间视觉能力不仅比不上同龄男性的平均水平，甚至还显著低于女性的平均水平。一种推测就是这类患者在整个发育和早期生活过程中没有受到雄性激素的调节，而正常女性受到了肾上腺分泌的低水平睾酮的调控。这些结果与先前阉割新生雄性小鼠后所观察到的现象相似，在空间迷宫实验中的表现也逊于雌性同类。

或许可以将一些由于性别差异而导致的认知方式不同也归因于大脑结构的不同。加州大学洛杉矶分校的梅利莎·海因斯（Melissa Hines）和同事发现，正常的女性群体拥有较大的胼胝体，尤其是被称为"压部"的亚区，其语言流利性测试得分很高。他们提出假说，认为可能正是较大的"胼胝体压部"使得左右大脑半球语言中枢的信息交流更为高效。

性别导致男女大脑的功能和思考能力的差异，这样的言论引起了公众注意，并造成了轩然大波。2005 年 1 月 14 日，在美国国家经济研究局大会上就科学与工程劳动力多样化问题发言时，哈佛大学校长拉里·萨默斯指出，杰出女性只是偶尔出现在科学技术与工程的尖端领域，部分是由于遗传因子决定的男女大脑功能差异，他称之为"智慧终端的不同能力"。他指出，如果是统计分析数学或其他科学领域前 2% 的顶尖人才，人们会发现男性数量约为女性的 4 倍；他觉得社会精英圈子中的男女差异部分是由于女性在科学技术领域尤其是顶尖大学中的表现逊于男性。此言一出，立即招来了暴风骤雨般的猛烈批评和攻击。即使数月之后，他不得不辞职，这样的攻击仍在继续。

那么就用前文所提到的男女大脑结构和思考方式存在不同的观点来重新审视一下萨默斯的言论。事实上，确实有"理由"去相信其假说的基础：比如可以设计认知实验，体现出男女在平均能力上的差别和波动变化（更大的差别就会影响最顶尖的 2%）。但是关键在于，这些实验能否准确预测科学技术和工程领域的成功以及顶尖人才的排名？就我个人的科学经历而言，目前的数据恐怕还难以做到这一点；而从我从事科学研究的多年经验来看，我认为做不到。多年以来，我曾经同来自全球不同地方的杰出科学家们（当然，主要是生物学家们）有过广泛而愉快的交流。我想其中有一点是很清楚的：没有一种特定的认知策略能够解释在顶尖科学领域内获得的成功。事实上，有的顶尖科学家们利用方程来思维，有的靠着语言表达，有的则需要空间想象。一些人靠着一步一步的演绎推理和逻辑思考得出最终结论，而另一些人则灵光乍现，再回过头去用实验验证自己的想法。例如，其实据目前的报道所知，爱因斯坦在数学方面造诣平平，但是这并不妨碍他对物理学上范式转移的著名理论作出巨大贡献。

如果我们假设萨默斯理论是正确的，那么经过标准化测试得出的认知差异就应该能够准确预测科学生涯的成功与否。此外，如果萨默斯的观点是正确的，优秀女性就会流失，这会成为一个阻碍她们跻身为顶尖科学家的因素。想到这里，我自身的经验告诉我，他的推论恐怕值得怀疑。从 1995 年到 2006 年间，我在约翰·霍普金斯大学医学院先后担任神经科学研究生计划的招生委员会主任。这里是世界上最尖端的研究机构之一，吸引了大量才华横溢的杰出人才。在这十年里，获得入学资格的男女比例不相上下。在最终完成学业和绩效评比上（比如考察他们发表高水平论文的数目），男生和女生的表现也旗鼓相当。然而，当这些学生步入职场之后，女性似乎开始掉队了，很少有女性进入博士后研究。在那些完成了博士后研究的女性当中，也很少有佼佼者能够申请获得名校的工作职位；对于那些能获得名校工作职位的少有的女性而言，又有更少的人可以最终进入高层岗位。这一点在我所在的系的人员组成上也可以体现出来，总共24名研究人员中，仅有3名女性。但是，至少在神经科学领域，我完全有充分的理由怀疑萨默斯观点的正确性：在这个圈子中有太多太多富有才华的杰出女性，只可惜由于各方面的原因，这些女性人才的流失过于严重。这些原因包括许多社会的因素，比如充满敌意的工作环境，刻板的供职周期，以及升职政策的不公（女性在孕期将会失去提升的机会），还有某些场合下光天化日的性别歧视。

　　萨默斯的言论至少从两个方面会对科学的发展造成不利影响。首先，毫无疑问，一些原本打算投身于科学和技术领域的女性可能会重新思考今后的人生定位，一方面因为她们可能会在无意中接受萨默斯的观点，另一方面她们也会认为，自己将要工作的学术领域是随时充满敌意的。其次，反击萨默斯的论战可能发展成一种观点，即禁止正当研究由于人类性别不同而引起的大脑功能和认知的差异。我们很容易发现身边这些"矫枉过正的政治错误"的言论。在这个男性统治的科学世界中，一切试图使现状趋于合理化的努力自然是很可疑的。但是这种情况本身就是值得怀疑的。从某种程度上来说，基因和后天的影响因子，包括与性别相关的一些因素，都对男女的认知方式有很大的影响。如果对此视而不见，那么就会有不断的女权运动的兴起（或者历史上那些被压迫阶级的反抗）。所以，科学家们应当团结起来，号召大家营造起一个对女性友好的、平等的、包容的和多元化的科学研究氛围，而不是去否决那些对男女间大脑功能和认知差异所进行的正当研究。

好了好了，已经谈了太多男女大脑的差异，还是来谈谈爱情和性吧。20 世纪 70 年代，著名的艺术摇滚乐队 Roxy Music 在他们的歌曲中用简洁的语言唱道："爱情就像毒品一样引诱着我"。这句歌词有什么神经生物学的依据呢？爱情，或者说是性，真的像毒品吗？不必惊讶，我们对于大脑参与性行为了解得很多了，远胜于对它参与爱情和相互吸引方面的了解。

伦敦大学学院的安德烈亚斯·巴特尔斯（Andreas Bartels）和泽米尔·泽基（Semir Zeki）曾经做过一个有趣的实验来探求爱情的神经生物学相关性。他们招募了许多二十出头并且宣称自己是"真心地、深深地、疯狂地相爱"的年轻男女作为受试者，让他们观察自己心仪之人的照片，并用图像记录其大脑的变化。随后，他们又做了类似的一个实验，照片换成了没有强烈爱慕之情或者性欲望的一般朋友，但是年龄、性别及交往时间是相同的。他们的想法是用前面的数据减去后面的数据，将可以发现仅有脸部映像的视觉识别之后，针对罗曼蒂克爱情所产生的脑内激活位点。分析表明，在看到恋人面容时，受试者脑内几个分离的区域同时激活了，其中包括岛叶和前扣带回（已知对于处理情感刺激非常重要）。让人惊讶的是，以前熟知的两个与感受和运动整合相关的区域——尾状核和小脑（图 6.2），也是激活位点的所在。同时，也有一些脑区活性降低，这

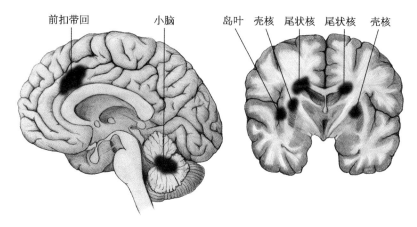

前扣带回　　小脑　　岛叶　壳核　尾状核　尾状核　壳核

图 6.2　当看到情人的面孔时，脑内被激活的区域。左图：脑部扫描时，顺着脑中线的切面观，鼻端朝向左边。右图：另一种切面观，横切面，正好切于耳朵前部。左右图中的黑片区反映了被激活的区域。（摘自 Bartel A，Zeki S. 2003. *NeuroReport Ⅱ*：3829. Tycko 绘图）

些区域包括部分大脑皮层和杏仁核（情绪、攻击和恐惧的中枢）。

巴特尔斯和泽基招募的受试者都是恋爱超过两年的情侣。艾伯特·爱因斯坦医学院的露西·布朗（Lucy Brown）领导的一个研究小组重复了巴特尔斯和泽基的实验，不过这次受试者都是才坠入爱河不久的恋人，相爱时间 2～17 个月不等。同前面的受试者一样，这组受试者也会产生相同样式的大脑激活反应，但有一个显著的区别：新受试者的腹侧被盖区激活更为强烈。这项发现相当有意思，因为腹侧被盖区是大脑对于强烈欢愉感觉的反应中枢，也是毒品海洛因、可卡因激活大脑的一个关键区域。正如吸食了海洛因和可卡因的瘾君子，新恋人们的判断力往往显著下降，尤其是寄托感情的恋人。这么说，Roxy Music 组合的孩子们唱得还是蛮对的。爱情正是一帖强心剂，却只能持续一定的时间，从几个月到一年——本质上是一件易碎品。随后，将是花朵的凋零和玫瑰的枯萎，正如一个老笑话所说的那样。

> 问：你娶你太太真的是因为她美丽的脸庞吗？
>
> 答：呃，是吧，但我指的可不是她以后的样子。

我们从这些可以得出什么结论？首先是研究的局限性。研究类型在各个方面都是有局限性的。因此，我们无从知道大脑的任何一点细微变化是否会参与到爱恋感觉中去。还有，这也是个很难完成的研究。当受试者凝视恋人的照片时，我们不能真正了解每个人的精神状态，也很难彻底排除其他无关的影响因素。例如，实验人员能够确信恋人的照片对受试者来说不仅仅是比一般朋友更熟悉而已吗？但是，如果暂且假设实验观察到的激活模式确实反映了享受浪漫爱情时的脑部活动，那么，有件事是显而易见的，而且毋庸置疑，那就是绝非只有一个单独的、隔开的区域参与了激活过程，情感中枢和奖赏中枢的激活是个有趣的现象。然而令人惊奇的是感觉-运动整合中枢（尾状核、壳核和小脑）的激活，这将给这个问题带来新的启示。

设想一下，一群 20 岁左右的年轻人看到亲密爱人的照片时，你可以猜测他们正受到性的召唤。那么比较观察恋人面孔和观看性爱图片，两者的脑部激活区有什么区别呢？已经有一系列的研究，记录下了男人和女人观看陌生人性爱图像时的脑部活动。在一些研究的调查问题中，斯坦福大学的布鲁斯·阿诺（Bruce Arnow）和同事们要求受试者测量他们的勃起水平。他们是利用贴在避孕套上的特制充气套囊来测量勃起水平的。为了分离出性唤起特异的脑部活动，研究人员在做脑部扫描时，比较了他们观看那些与性无关的影像题材时的脑部活动，比如风景或体育运动。性爱影像引起的激活模式与前面的研究结果有点不同（图6.3），但总的说来，与恋人照片激活的脑部区域有部分重叠（图6.2）。两者都能激活前扣带回、岛叶和尾状核/壳核。另外，性爱影像还能激活枕叶和颞叶的视觉相关区域，还有与功能执行和判断有关的前额区。性爱影像并没有激活腹侧被盖的奖赏区。有趣的是，蒙特利尔大学的谢里夫·卡拉马（Sherif Karama）和同事们选用了男性和女性作为研究对象，却仅在男性受试者中观察到下丘脑有明显的激活。然而，应当谨慎看待这个结果，因为结果反映的可能只是男性和女性观看性爱影像时的不同感受，而非脑功能的根本区别。

　　尽管图像研究方法难以很好地理解浪漫爱情抑或最初的性唤起，但是当考察性活动本身时，事情就变得明朗一些了，因为这可以进

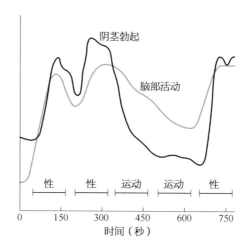

图6.3　受试者观看性爱和体育运动交替播放的小短片，同时测量他们的阴茎勃起状态和脑部活动。通过测量岛叶活动来监控脑部活动。可以注意到被测量的这两者间紧密相关。（摘自 Anrrow BA, et al. 2002. *Brain*, 125: 1014. Tycko 绘图）

行动物实验：我们不可能询问动物感受如何，但至少可以看到交配行为。请记住，不同于人类的大多数动物，包括大鼠和猴子——这类实验室里主要的研究动物，只会在雌性动物的排卵期进行交配。所以性行为的起始当然是由雌性排卵期的激素控制的。雌猴的"性趣高涨"要经历两个过程，即卵巢雌激素的突然升高和黄体激素的产生。这个过程造成不同结果以促使性行为产生。在一天左右，雌激素开始刺激下丘脑中一个被称为腹内侧核区域的突触连接生长。你也许还记得第一章中提到，这个神经核还参与了摄食行为——也许腹内侧核内有分区来分别控制摄食和性行为。雌激素也促使这一区域的神经元表达黄体激素受体（雌激素与黄体激素受体基因的启动子偶联，启动这些基因的转录）。然后黄体激素突然升高，随即与其受体结合，这促使雌性开始寻觅雄性，展示生殖器，并作出其他的挑逗动作（大鼠会摇晃耳朵）。雌鼠的腹内侧核区此时正在整合两种信息。一种是电信息，由观察、聆听、嗅闻雄性大鼠的感官刺激触发（"嘿，他好像还蛮帅呢……"）。另一种是显示卵巢状态的激素信息（"……我现在可以受孕了！"）只有当两种信号都具备时，才会有交配发生。腹内侧核的神经活动记录表明，神经元在"求偶期"和之后的交配期间会产生高频动作电位。腹内侧核被破坏后，雌鼠不会展现以上行为，即使卵巢激素正常分泌。相反地，电刺激这些神经核可以诱导或加强雌鼠典型的交配行为。

　　雌激素还可以触发阴道内皮细胞产生一些物质，进而形成吸引雄性的气味。这种气味分子不是由阴道细胞直接分泌的，而是在阴道黏液中的雌激素环境下由大量繁殖的细菌产生的。这种气味是触发雄性性趣的关键。雌猴排卵后期阴道的气味不仅对雄猴没有吸引力，甚至会遭到排斥。如果将排卵期（紧接着排卵前期）雌猴的阴道分泌物涂抹在非排卵期的雌猴阴道周围，那么雄猴就会被这种诱人的气味愚弄，试图与之交配。

稍作休憩，让我们来注意一件事情：尽管女性性活动周期的机制大体是一样的，但也有重要的不同之处。如前所述，嗅觉在人类性行为中不如在其他许多动物中那么重要。同样地，卵巢激素也没有极强地控制了女性的性冲动。事实上，那些因疾病原因而被切除了卵巢的女性，也有正常的性冲动。

男性下丘脑中也有一个激发性行为的中枢，却是在另一个区域，即内侧视前区。这是一组位于下丘脑的神经核，包括前面提过的INAH3。这个区域在男性中更大，并拥有高密度的睾酮受体。正如女性的腹内侧核，内侧视前区整合两方面的信息，一是来自高级中枢的突触刺激，包括感情中枢，另一是激素信息。不同的是这里的激素是睾酮。如果排除睾酮的作用（阉割或是药物阻断睾酮受体），那将会阻断性刺激导致的内侧视前区神经电活动的增加，这种处理将导致雄性性行为的减少，比如跨骑行为减少。选择性损毁内侧视前区可以彻底阻止跨骑式性行为。有趣的是，这样的破坏却不能完全阻止性冲动，只是阻断了由雌性激发的性冲动：内侧视前区受损的雄猴仍可以性趣十足地自慰。

人工电刺激雄猴内侧视前区可以引起雄猴骑跨附近的雌猴，并开始抽插，但是交配行为只有在雌猴排卵期才能持续，否则雄猴只会假意抽插几下，然后就逃走了。很重要的一点是，尽管小得不起眼的内侧视前区能引起阴茎勃起、骑跨和抽插动作，却不是这些动作的实际命令中枢。它激活脑干中枢产生勃起，激活运动皮层和运动协调中枢引起骑跨和抽插动作。

　　同样，内侧视前区看起来对射精也不重要。人工刺激内侧视前区不会导致射精，射精时也不会记录到这一区的爆发性的电信号。如果内侧视前区真的对射精重要，那我们就应该看到上面这些信息。事实上，内侧视前区在射精的刹那是完全沉默的，甚而持续沉默好几分钟之久。这种现象可能是射精后不应期的生物学基础，在此时期很难或者不可能有更进一步的性行为。

　　这就引出了性高潮这个话题。作为一种生理现象，男性和女性的性高潮非常相似。男女的性高潮都包括了心率加快、血压升高、不由自主的肌收缩和一种极为愉悦的感觉。性高潮伴随着两块盆骨肌、球海绵体肌和坐骨海绵肌的收缩。同时，尿道壁肌肉收缩，导致男性体内精液射出。某些时候，女性也能射出腺体液（近来的调查显示 40% 的女性或多或少体验过射精）。

　　近几年，男性高潮的脑成像研究如火如荼。试想一下，那个场面肯定不会让人"性趣"高昂。实验中，用一根皮带将受试者头部紧紧固定住，然后将头部滑入一个嗡嗡作响的幽闭的金属管道。这个金属管道就是正电子发射 X 射线断层（PET）扫描仪。皮带以下的部位在 PET 装置外面。PET 成像所需的放射性液体通过静脉导管进入体内。受试者闭上眼睛，尽量平躺身体（以避免视觉和运动部分脑区的激活）。此时，他的女伴用手刺激他，将其带入高潮。让人惊叹的是，每位受试者在这种情况下都能获得性高潮。荷兰格罗宁根大学附属医院的格特·霍尔斯特吉（Gert Holstege）和同事在报道中指出，11 位受试者中 8 人可以在实验中射精（其中三分之一的受试者能射精两次）。

男性高潮时，大部分脑区都被激活了。可以推测中脑的奖励中枢，包括腹侧被盖区，会受到强烈的刺激。在这种情况下，新恋情和高潮产生的欣快感就如同海洛因和可卡因所产生的。高潮时，许多相互独立的皮层区域被激活，包括额叶、顶叶和颞叶处的位点。令人惊讶的是，这些皮层的激活位点只是在右侧大脑。最终，小脑也会在高潮时强烈激活。这没有出乎意料，因为小脑的部分工作就是检测动作计划与反馈之间的差别，并对进程作出反馈。这一情形下，高潮时不由自主的运动就可能带来强烈的小脑活动。尽管女性高潮时的影像研究在本书完成时尚未发表，但从科学会议中发表的初步结论可以看出，男性和女性的脑部激活图像异乎寻常地相似。男性与女性高潮最主要的不同表现在女性还有另一个区域强烈激活，就是位于中脑的中脑导水管灰质区。这个区域有大量含内啡肽的神经元，可能从另一个方面参与了女性的性快感和性满足。

性高潮是一个复杂现象，不同的脑区会控制不同的方面。脑部刺激试验可以部分说明这个问题。在这类试验中，电激活隔区（边缘系统的一个部分，促进情绪和记忆等）可以使男性产生高潮，但没有带来任何愉悦成分。类似地，有许多患者要忍受右侧颞叶（边缘系统的一部分）的癫痫发作，他们体验到不由自主的、癫痫发作式的、毫无愉悦感的性高潮。但值得提出的是，不是所有癫痫引发的性高潮都不能激发性愉悦，台湾长庚纪念医院的庄曜聪和同事报道了一个案例。一位41岁的妇女刷牙几分钟后颞叶癫痫发作，而且达到了愉悦的高潮（图6.4）。这里，"口交"有了一个全新的定义。不是么？一种推测是癫痫发作激活了这位妇女的中脑奖赏回路，也包括了腹侧被盖区；而那些在癫痫引发的高潮中没有体验到愉悦感

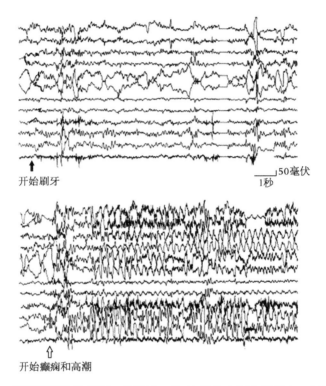

图 6.4 刷牙诱发颞叶癫痫，患者是一个 41 岁的中国台湾妇女。图示脑电图记录。患者癫痫发作时伴随着愉快的性高潮。（图片和资料经允许转自 Elsevier 出版社。Chuang Y-C, et al. 2004. *Seizure*, 13: 179）

的患者，是因为中脑回路没有激活。

有高潮却没有欣快感的这种现象让我们回忆起在感觉系统中的一个机制：分隔的大脑区域共同参与体验和情感（有益和厌恶）的感觉组成。通常情况下，这些区域传导的感觉成分紧密交织在一起，而当一些特殊的事情发生时，如卡普格拉斯综合征或示痛不能（第四章）或无欣快感的高潮，我们才会察觉到内在的不同组成部分。

除了性高潮带来的强烈瞬间快感，还有一种温暖的、缠绵的、意犹未尽的感觉。这种感觉被认为在性配偶关系的形成中起重要作用。不论男女，它都是由垂体释放的催产素调节，并受下丘脑的控制。阻断催产素释放不会影响性高潮和瞬间快感，但确实影响了这种意犹未尽的感觉。要提出的是催产素系统涉及了配偶关系形成的方方面面，而不只是性过程本身。在分娩和母乳喂养期间，母亲脑中催产素的波动和变化是催化母亲和孩子关系发展的重要纽带。

　　我们来快速描述一下个体对性的感觉和动机。通常我们用同性恋、异性恋或者两性恋来描述人的性取向。实际上，这是一种很粗糙的分类方法，人类的性行为已被极大地美化了，远远超出了本能行为的概念。每个男性或每个女性的思想中都带着一种模板，理想的罗曼蒂克式的抑或纯粹为满足肉欲的，许多独特的要素和细节相互混杂。每种类型都有许多变化。比如在同性恋圈中，可以发现有不同性别倾向的男同性恋和女同性恋。女同性恋则有从男性化到女性化的各种类别，其中的性行为和性别都不容易用一般尺度进行鉴别分类。剧作家和演员哈维·费尔斯坦（Harvey Firestin）曾经把自己描述成"穿着粉红色皮质皮纳塔（piñata）*的同性恋"。这是一种自嘲，但究竟是什么意思呢？男性化的同性恋者？女性化的同性恋者？两者都不是？异性恋者也有同样的变化，常有多种性别角色和性别人格。

　　人的性别身份敏感性让其难以被分析。依据一些粗略的指标，似乎至少在美国和欧洲，4% 的男人和 2% 的女人始终是同性恋者，1% 的男人和 2% 的女人始终是双性恋者，其余是异性恋者。这些数据来自社会调查，没有抽样偏差，因此难以得到真实的结论，但是多次严谨的对照研究证实了这类评估的合理性。调查反映的是一贯

---

　　* 译注：一种亮彩的纸盒子，里面装甜食或玩具，常在庆祝时悬挂于树上或屋顶。

的行为，不是那种浅尝辄止的，而经历过至少一次同性性行为并有性高潮的数字比例则要大得多（大约 25% 的男性和 15% 的女性）。

性取向的生物学决定一直是恶意地带有政治目的的争论话题。近年来，由于发现了越来越多的科学证据，争论愈演愈烈。许多宗教保守主义者和右翼政治家拼命斥责同性恋是自由意志产生的罪恶选择。因此，他们时刻准备着攻击任何支持性取向是生物学决定的研究，不管是遗传性的因素，抑或由非遗传的生物信号决定的非遗传因素，例如胎儿激素水平的影响。同性恋活动者和一些左翼政治家希望社会接纳同性恋者，保护同性恋者的公民权利。据此，这个阵营中的许多人相信性取向就像是眼睛的颜色，属于生来就有的特征，而不是一种选择。然而这种观点会带来一丝恐惧，如果性取向完全由遗传学决定，那么大家就会担心将来人们会用遗传学实验鉴别同性恋者，甚至有可能把同性恋胎儿流产。

让我们尽可能客观地审视迄今为止的证据。在任何先天遗传还是后天环境的争论中，总有人走向极端，这是不可避免的。回想一下第三章中关于一般智力的生物学基础的讨论，那也是个争论不休、极端复杂且难以衡量的人类特质。在那个案例中，50% 的一般智力是遗传性的。在这个场合，性取向也有相似的答案。

那么，性取向是否具有遗传因素？统计上，如果你有同性恋同胞，你自己成为同性恋的概率会增高。大约 15% 女同性恋者的姐妹也是女同性恋（普通大众中女同性恋的概率是 2%）。25% 男同性恋者的兄弟也是男同性恋（普通大众中男同性恋的概率是 4%）。有趣的是，有一个男同性恋的兄弟不会增加女孩子成为女同性恋的概率，反之亦然。当然，这些研究没能直接说明性取向的遗传可能性，因为同胞是在相似的教育环境中成长的。推动性的证据来自同卵（同一个卵子）和异卵（不同的卵子）的双胞胎的研究。结果好像是，有一个同卵双生的双胞胎兄弟是同性恋时，自己是同性恋的概率是50%，而有一个异卵的双胞胎兄弟是同性恋时，自己是同性恋的概率是30%（接近非双胞胎兄弟是同性恋而自己是同性恋的概率）。在女性中进行的研究显示，有同卵的双胞胎姐妹是同性恋时，自己是同性恋的概率是48%，而有异卵的双胞胎姐妹是同性恋时，自己是同性恋的概率是16%（还是一样，很接近有非双胞胎同性恋姐妹而自己是同性恋的概率）。

从这些研究中可以提取一个清晰的结论：在大多数情况下，同卵的双胞胎性取向不一致（一个是男同性恋，另一个是异性恋）。这说明性取向与眼睛颜色不一样，不是百分之百遗传的。也就是说，性取向是部分地由遗传决定的。但是我们必须小心同样的成长环境对双胞胎研究的局限性：如果同卵的双胞胎的成长环境更趋向一致，那就会为同性恋的形成带来更多的机会。更好的研究设计是让他们/她们分别在不同的环境中成长，然后再进行分析。此书写作之时，这样的研究工作正在进行之中。

两方面证据表明男同性恋是与来自母亲的 X 染色体部分相关的。一小部分男性有一条额外的 X 染色体，变成 XXY 基因型，而非正常的 XY 基因型。这叫做克莱恩费尔特氏综合征，有一系列相关的特征，如睾酮水平低下，精子生存能力降低。一项研究发现，这样的男性在很大概率上比正常人群更易成为同性恋（大约 60% 的概率）。补充研究发现，在染色体正常的男同性恋中，其舅舅和表兄弟有着非常高概率的同性恋倾向，而父系亲属并不高。这个结果与通过 X 染色体的母系遗传结果相一致。

总之，这些研究揭示了基因对男性和女性的性取向的作用很强，但不是全部，而女性所受的影响还要少些。那么是哪个基因或哪些基因参与了呢？这里有必要快速了解一下基因与人类行为的联系。复杂的人类行为特征，如一般智力、羞怯、性取向，具有明显的遗传性，但不能归因于单个基因的变化；相反，它们是多基因的：这些特征的遗传因素是由多基因的变化造成的。举一个形象化的例子，我们可以认为一般智力是来源于大脑中众多紧密联系、时刻产生动作电位的神经元。更高等级的智力则将需要一些特殊的基因，这些基因要么增加大脑皮层中的神经元总数，要么促进树突和轴突的生长和分化，要么表达可以产生特殊模式动作电位的离子通道。由于影像学研究发现大量脑区域参与恋爱和性取向的活动，我们可以推测出性取向也受多基因遗传的影响。

母系遗传对男同性恋的影响使得 X 染色体合理地成为科学家寻找影响男性性取向基因的地方。美国国立健康研究院的迪安·哈默（Dean Hamer）和同事检测了一组男同性恋者和女同性恋者的 DNA，他们都至少有一个同性伴侣；同时也检测了一组男异性恋和女异性恋作为对照。通过分析大致均衡分布的 X 染色体 DNA 片段，他们发现男同性恋的 X 染色体上有一个 Xq28 的特殊区域，明显不同于正常男性，而女同性恋却没有。该研究没有准确定位特异的基因，但提示男同性恋在这个区域有可能确有一个或多个基因变异，使其成为男性同性恋。最近，研究人员采用遗传扫描法对男同性恋的所有 DNA 进行扫描，而不只是 X 染色体。他们分析了散布于整个基因组（所有 23 条染色体）的区域，发现 7 号、8 号和 10 号染色体上有几个额外的

"连锁位点"。重要的是，我注意到本书付印为止，还没有别的研究组发表过重复哈默实验室的连锁位点研究的科学论文，因此想要证实特异的遗传位点影响同性恋，研究道路还是十分漫长的。

遗传变异不是影响性取向的唯一生物学因素。后天的发育因素或者也起了作用，这可能包括怀孕期间母亲的情感压力，免疫系统状态的影响，或者子宫里同胞激素的影响。在大鼠，后者似乎是重要因素：子宫里靠近雄性胚胎的雌鼠有时候在生理和行为上都有几分雄性化，因为子宫里有从兄弟们那里循环来的睾酮。人类多胎妊娠也是同样的情况，但影响可能很小，因为人类母亲供给胎儿的血更分散，而大鼠却是连成一片，导致某个胚胎处于其他胚胎的"下游"。

先天或后天的发育因子如何影响性取向？基本的假设是：男性同性恋者的大脑的结构和功能在某些方面类似于女性异性恋者的大脑，相反，女性同性恋者的大脑在某些方面类似于男性异性恋者的大脑。那么，一个显而易见的方法就是去检测那些已知的异性恋男性和女性存在区别的大脑区域。这正是索尔克研究所 * 的西蒙·莱沃伊（Simon Le Vay）所做的实验。他检测了男异性恋者、男同性恋者以及女异性恋者死后下丘脑核 INAH3 的体积。同性恋者样本都来自死于艾滋病的人群，男异性恋部分死于艾滋病（静脉药瘾者），部分男性与女性异性恋者一样死于其他原因。重复别的实验室进行过的检测工作后，莱沃伊发现男异性恋者 INAH3 的体积比女异性恋者大 2～3倍。真正有趣的发现是，男同性恋者 INAH3 的平均体积与女异性恋

---

　　* 译注：位于美国圣迭戈市的一所神经科学研究所。

者的相似：比男异性恋者小 2～3 倍。而在与之相邻的下丘脑核群，如 INAH 1、2 和 4，并没有这种差异，在那里两性之间不存在差异。

是艾滋病导致男同性恋的 INAH3 脑区比较小吗？已知这种病是可以影响脑细胞的。但这种可能性不存在，因为受艾滋病毒感染的男异性恋者的 INAH3 平均体积也明显比男同性恋者的大。另外，1991 年的结果发表后，他也得到了一些死于艾滋病以外的其他原因的男同性恋者的大脑，发现与以前的实验完全一致。

另一项研究关注的是前连合，如果你能记起来的话，那个部位女性要大于男性。加州大学洛杉矶分校的劳拉·艾伦（Laura Allen）和罗杰·戈尔斯基（Roger Gorski）测量了男同性恋者以及正常男性和女性脑中连接左右半球的轴索横断面积。他们发现男同性恋者的前连合平均体积比正常男性大，甚至比女性稍大。

INAH3 和前连合的解剖学结果引起了广泛关注，其中很多评论过分了。世界各地的报纸和杂志都匆忙宣布：这些数据证明"同性恋是遗传性的"，或者"同性恋者生来如此"。很明显，相关的成人研究还不足以证明这类陈述。尽管这类研究与性取向至少部分是生物学决定的观点有一致之处，但我们还是不知道这个关键问题的答案：同性恋在出生时或出生后不久、社会文化因素引起大的影响之前，大脑是什么样的呢？

假如同性恋者的确"生来如此"，就可以推测，女性大脑男性化和男性大脑女性化的现象会在生命早期的非性行为和生理方面凸显出来。评估这种观点的一种方法就是去和同性恋群体及其亲戚、朋友交谈，回忆一下他们的儿童时期，看看是否那时已经出现了特定事件。然而这种策略充满了困难，因为它完全依赖于人们的记忆，而且很难排除样本偏差。即便如此，有意思的是男同性恋人群对孩童时期的女人气行为有更强烈的回忆。加州大学圣迭戈分校的詹姆斯·温里克（James Weinrich）和同事的研究表明，对孩童期的女人气行为有着最深刻回忆的成年男同性恋者，恰恰就是那些在成人生活中扮演女性角色的人群（例如，交媾中扮演受方角色）。这加强了前面的观点：异性恋者、同性恋者和两性恋者只是粗略的分类，依此进行遗传、解剖学和行为学的研究可能会掩盖一些最有趣的发现。比如我们可以设想，那些"男性的"男同性恋者比女人气的男同性恋者具有更大的 INAH3 和更小的前连合，或者那些"女性的"女同性恋者比"男性化"的女同性恋者具有更小的 INAH3 和更大的前连合。这种同性恋的亚分类还相当粗略，但我认为它说明了一点：某一脑结构的梯度差异可以部分地说明性取向的轻微差异。

前瞻性研究比回顾性实验更有说服力，帝国理工学院医学院的理查德·格林进行了这样的实验。他鉴定出学龄前就有女人气行为的男孩，然后追踪这些男孩的成长过程，发现他们中超过 60% 变成同性恋或双性恋。这个统计结果相当惊人，如果考虑到同性恋加双性恋的人群只占成年男性总体的大约 5%。

性取向生物学假说的另一种检测方法是控制男性大脑女性化，或者女性大脑男性化，那样就可以增加同性恋的发生概率。这些似乎都存在于人和动物两方面的研究中。损伤雄性大鼠的内侧视前区（包括 INAH3），它就经常对其他雄性大鼠表现出女性特有的性行为，例如摇摆耳朵和脊柱前凸，后者是一种显露生殖器的姿势。如果用雌激素来处理这些受损的雄性大鼠，影响就会进一步增强。阻止睾酮的作用也可以得到相似的结果（出生时阉割，或者用药物干扰睾酮受体）。最有趣的是，给予怀孕中的大鼠妈妈适当的应激刺激（禁锢在明亮灯光下的透明塑料管里），就可以减少发育中胚胎睾酮的水平。当这些雄性幼鼠长大时，性行为就变得雌性化：它们不情愿爬上雌性大鼠身上，自身也显示出雌性所特有的性行为。换句话说，在胚胎期或出生后早期干扰睾酮的作用能使雄性大鼠"同性恋"化。

将雌性大鼠置于比平常高的睾酮中会出现相反的结果，这并不奇怪。在子宫里用睾酮处理大鼠或绵羊的雌性幼仔，这些幼仔倾向于雄性特有的性行为（攀爬、攻击）。更重要的是，在患有先天性肾上腺增生的妇女中，她们的睾酮水平在子宫里就很高，其女儿的同性恋发生率比一般人群高得多。

在讨论性取向的生物学基础时，最折磨人的一个问题就是男同性恋者和女同性恋者能否改变原来的性取向，成为异性恋。一些研究人员，如纽约州精神病学研究所的罗伯特·斯皮策（Robert Spitzer），撰文声称某些治疗可能会成功，或者说部分成功（在他的研究对象中，有17%的男性治疗后变成了"绝对的异性性取向"）。包括了临床心理学者和精神病学者在内的职业医师协会嘲笑这些研究纯粹是出于政治动机的垃圾科学，部分是批评其样本来源，因为斯皮策的实验群体来自前同性恋者。尽管争取临床治疗方法改变性取向本身就是一个重要的道德和社会问题，但是这不能解释性取向究竟是否由生物学决定的问题，且不论是否有人因此而改变性行为，从同性恋变为异性恋。左撇子几乎肯定是生物学决定的，但几乎每一个左撇子都可以被训练成右撇子。一些教会牧师和另外一些有着正常性冲动的人能够遵循宗教教义，克制冲动和控制性行为。据此，即使部分同性恋在接受治疗后变成绝对的异性性取向，还是不能解释是否性取向整体或部分地由出生前后的生物学因素决定。

目前来说，通过来自家族、双胞胎、基因连锁、死后神经组织解剖和性激素控制的研究证据得出一个结论：性取向部分由生物学决定。但生物学因素决定性取向的30%抑或90%仍是难解之谜。同样，遗传和非遗传成分对生物因素的相对贡献也不清楚。可能多年以后迷雾散尽，性取向的解释将和许多其他复杂行为差别不大：部分由社会文化决定，部分由生物学决定。生物学因素则有遗传和非遗传的成分，多个基因在遗传成分中起主要作用。

第七章

睡眠与梦

一个人究竟可以多长时间不睡觉？目前的世界记录是由一位当时 17 岁的高中生兰迪·加德纳（Randy Gardner）保持的。在 1965 年，他只是为了好玩，连续 11 天保持觉醒状态，而并未使用任何提神药。在这期间，加德纳最初变得情绪不稳定、笨拙、易怒。随着时间的推移，他开始出现妄想（他说他曾是一名优秀的职业橄榄球球员），然后出现幻视（他看到一条小路从他卧室延伸至一片森林），完全无法集中精神。令人惊奇的是，经过 15 个小时的睡眠后，所有这些症状几乎都得以缓解。这一经历似乎并未使加德纳遭受身体上、智力上或者情感上的持续伤害。

以大鼠为对象进行的一组可怕的实验显示，完全的睡眠剥夺将会在三四周内导致死亡。死亡的确切原因并不清楚，但是这些动物的皮肤出现损伤，免疫系统逐渐衰竭。在消化道内本来存在有益的细菌，但在这种情况下，这些细菌将侵犯整个机体。在整个过程中，体内的自然免疫抑制剂（甾类激素皮质醇）逐渐积聚，体温逐渐下降。目前在科学文献中，完全的睡眠剥夺导致人类死亡还未曾有报道，但从第二次世界大战中纳粹死亡营的实验记录中，可见蛛丝马迹。这些记录提示，3～4周的睡眠剥夺也同样会使人死亡。换言之，4周断食未必致死（视健康状态、年龄以及医学护理情况而定），但4周断眠必死无疑。

显然，不管是大鼠还是人，都需要睡眠方可生存。于是就产生了这样的问题：睡眠如此重要，它的生理功能究竟是什么？令人惊讶的是，我们对于这个简单的问题没有一个确切的答案。一个显而易见的想法是，睡眠有使整个机体恢复的功能。无论在脑还是在其他组织中，睡眠时细胞生长以及包括基因表达和蛋白质合成在内的修复功能似乎会加速。但是体力活动多的人比那些老待在床上的人睡得更好？其原因却并不那么确定。短期的剧烈运动会延长总睡眠时间的机制也不清楚（尽管对睡眠不同阶段所耗费的时间有一些较小的影响）。

也有人提出睡眠的作用是保存能量。这或许与恒温动物（哺乳动物和鸟类）的关系更为密切，这些动物需要消耗大量的能量来使其体温保持高于外界环境的温度。确实，很多栖居在寒冷气候中的小哺乳动物，它们的体表面积与体重之间的比例较高，因此更容易失去热量，于是经常会在隔热的洞穴中久眠。然而，睡眠似乎并不只是在进化到恒温动物才有，爬行动物和两栖动物的脑电波记录显示它们也进行睡眠；甚至在一些无脊椎动物，如螯虾、果蝇和蜜蜂等，目前也存在有力的证据，提示它们也会处于一种似眠状态。虽然睡眠期间的总耗能与清醒状态相比有所减少，但是在安静休息时能耗的降低也与睡眠时相差无几，静息状态的能耗不见得比睡眠时有多少额外的增加。因此，用恢复功能、保存能量来解释睡眠看来是不完整的。

睡眠的一个简单作用可能是限制动物在特定时间活动，在这一时段它们的活动会富有成效，它们易于找到食物，而成为其他动物猎物的概率很低。很多种动物，包括人，都是在夜间睡眠的。另一些动物则相反，如啮齿动物、蝙蝠和猫头鹰等，但原理都是一样的：都是为了获取食物，远离掠食者。有一些证据支持这种解释：位于食物链顶端的哺乳动物（如狮和美洲豹）睡得很多（每天长达 12 小时），但是像鹿和羚羊等在旷野食草的动物却睡得很少。一些食草动物，如地松鼠和树懒，也会睡很多（双趾树懒每天要睡 20 个小时），但是由于这些动物往往栖息在地下的洞穴中或是在高高的树上，它们睡眠时很安全，不受侵扰。不管怎么说，对睡眠所作的此番解释似乎并不令人完全满意。或许随着我们对睡眠过程作更细致的分析，更令人信服的解释将会出现。

对人类睡眠的科学研究有个很奇怪的开端。在 19 世纪，法国的一些研究人员对睡眠的过程很感兴趣，但是他们未做哪怕是最简单的实验观察：彻夜不眠来记录正常夜间睡眠时人体的运动变化。相反，他们花费了大量时间来尝试影响受试者的梦境。他们会在睡眠受试者的鼻下打开香水瓶或是用根羽毛挠痒，几分钟后将他唤醒，来了解他的梦境是否受到影响。从这样类型的工作并未得到多少有用的信息，在 20 世纪 50 年代之前，所提出的睡眠的标准模式都是简单而错误的，即认为睡眠是一段恒定不变的时期，仅有很少的身体运动，大脑活动也很少，这种情况唯有在唤醒时才发生变化。

1952 年，芝加哥大学纳撒尼尔·克莱特曼（Nathaniel Kleitman）实验室的研究生尤金·阿瑟林斯基（Eugene Aserinsky）记录了成年人入睡时的脑电波变化。这些记录表明，入睡后，脑电波逐渐从非同步化、低幅度电压的波形转变为高电压的、同步化振荡慢波。他们假设，正是在这一点上，人进入了深度睡眠；这一状态会持续下去，直至觉醒。为了节省记录纸，标准的操作程序是，记录 30～45 分钟，抓住脑电波出现的这一转折，之后即关闭脑电波记录系统。有一天晚上，阿瑟林斯基带了他 8 岁的儿子阿蒙德（Armond）来实验室做受试者。阿蒙德入睡约 45 分钟之后，他的父亲注意到脑电波笔线记录仪显示出深度睡眠的慢波振荡。令人惊讶的是，脑电波又转换至另一种类似觉醒状态的节律，尽管阿蒙德显然仍是睡着的而且完全不动。现在我们知道，睡眠的这一阶段伴随着快速眼动（rapid eye movement, REM），成年人这一阶段一般在入睡后 90 分钟才出现，而像阿蒙德这样的孩子则出现得更早。

阿瑟林斯基和克莱特曼在 1953 年对这些发现所作的报道开创了睡眠研究的新纪元。在随后的岁月中，科学家们对睡眠提供了更为详尽的描述。科学家们整夜作脑电波记录（期间记录纸堆山叠海），发现成年人的一个睡眠周期约为 90 分钟（图 7.1），其中包括前述的陷于越来越深的睡眠过程，伴有脑电波渐趋同步化。这些睡眠的阶段统称为非 REM 睡眠，又可进一步分为 4 个阶段：从昏昏欲睡／打盹（第 1 期）到深度睡眠（第 4 期）。一个典型的未间断的夜间睡眠由 4～5 个完整的 90 分钟周期组成。有趣的是，随着夜晚慢慢消逝，每个睡眠周期的特性会随之改变：每个周期内 REM 睡眠的比例增多，而非 REM 睡眠减少。在觉醒前的最后一个阶段，一个周期中

REM 睡眠的时间多达 50%。

　　直到 20 世纪 50 年代才发现睡眠周期，这表明科学家们偶尔也会愚不可及。其实并不需要脑电波记录来察觉睡眠周期，单是通过对睡眠者作整夜的简单观察就可以得到睡眠的主要特征。最明显的特征就是眼睛的快速侧向运动，即使在眼睑紧闭时也易于观察到（由于角膜的隆起部分在眼睑上印下痕迹）。进行细致的观察就会发现 REM 睡眠期间的一系列其他变化，包括呼吸节律的增加（伴有心率增加和血压升高）以及某种性反应（男性阴茎勃起，而女性的乳头和阴蒂竖起，伴有阴道的湿润）。更明显的是肌肉张力的变化。典

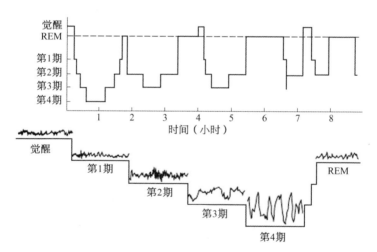

图 7.1　成年人睡眠的各个阶段。上图描述了一次完整的夜间睡眠，纵轴标明了不同的睡眠阶段。该图通过分析脑电波记录来确定睡眠阶段，显示了一次正常夜间睡眠的主要特征。每个睡眠周期约为 90 分钟，睡眠者从昏昏欲睡（第 1 期）渐入深度睡眠（第 4 期），随后是 REM 睡眠期。一个典型的夜间睡眠可包括 4～5 个这样的周期。随着夜晚渐逝，REM 睡眠的比例增大，非 REM（第 1～4 期）睡眠随之减少。下图显示每个睡眠阶段代表性的脑电波记录。请注意，所示 REM 睡眠的脑电波类似于觉醒或昏昏欲睡状态时的脑电波。（该图经 Macmillan 出版社授权。引自 Pace-Schott EF, Hobson JA. 2002. *Nature Reviews Neuroscience*, 3: 591. Tycko 绘图）

型的成年人睡眠时每晚会无意识地改变姿势约 40 次。然而所有这些动作都不会在 REM 睡眠时发生。事实上，此时甚至没有任何肌张力，身体变得完全瘫软。除非保持水平睡姿，REM 睡眠几乎是不可能发生的。当你下次作跨越大西洋的飞行，裹着机上的毛毯，像条慵懒的石鲈蜷缩在座位上时，请记住这一点，即使你有可能在座位上睡一会儿，你也不可能进入 REM 睡眠。

由于 REM 睡眠时脑电波类似于觉醒状态，但受试者几乎无法运动，因此有时也称之为"异相睡眠"。其原因是大脑的运动中枢活跃地把信号传送至肌肉，但是这些信号却在脑干部位为抑制性突触活动所阻断。这种阻断效应仅仅影响运动神经元下达脊髓的指令，但并不影响自脑干伸出直接控制眼睛和面部运动（以及心率）的脑神经的信号。里昂大学的米歇尔·茹韦（Michel Jouvet）的研究显示，将猫的阻断运动信号输出的抑制性神经纤维损伤，会导致一种奇异的现象：在 REM 睡眠期间，这些猫的眼睛闭着，但它们可完成复杂的运动行为，它们会跑、猛扑，甚至似乎吃它们想象中的猎物。它们似乎将梦境付诸行动（我们马上将作更详细的讨论），虽然我们对此无法肯定。类似的现象见于患有 REM 睡眠障碍的患者身上，这种病症多半影响 50 岁以上的男性。这种病症导致在 REM 睡眠期内产生梦境中的行为，患者会拳打脚踢、蹦蹦跳跳，甚至四处奔跑。这些暴力行为常会导致患者或睡伴受到伤害就不足为奇了。在大多数情况下，这种病症在睡觉前服用适当的氯硝西泮即可治愈，这种药通过增强使用抑制性神经递质 γ-氨基丁酸（GABA）的突触强度而发挥其作用。REM 睡眠障碍不同于通常的梦游，后者只出现在非 REM 睡眠期中。

人一生中睡眠会发生变化，其 REM 睡眠的比例从出生时的 50%

降至中年的 25%，到晚年只有 15%（在猫、狗和大鼠的一生中也有 REM 期的下降）。如果我们将人类的睡眠与其他哺乳动物相比，人类约处于中位，比例最高的是鸭嘴兽，约有 60% 的睡眠时间都是 REM 睡眠；最少的则是海豚，仅占 2%。在哺乳动物各个物种中，REM 睡眠的比例与脑的大小或结构并无明显的关联（图 7.2）。

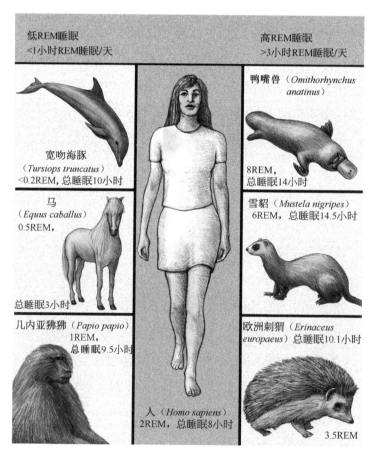

图 7.2　代表性哺乳动物的 REM 睡眠与总睡眠时间。无论是绝对值还是相对于总睡眠时间的比例，人类的 REM 睡眠都处于中间范围。（引自 Siegel J M. 2001. *Science*, 294: 1058. copyright 2001 AAAS. Tycko 绘图）

非 REM 睡眠似乎早在苍蝇出现时（约 5 亿年前）就已存在，而真正的 REM 睡眠到恒温动物才出现，在现存最原始的哺乳动物（如鸭嘴兽和针鼹）中即已存在，但在爬行动物和两栖动物中似并不存在。

随着对睡眠周期的了解增加，我们现在可以更严格的方式复归我们的主要问题："为什么睡眠是必需的？"事实上，这包含两个不同的问题。一个问题是，见于爬行动物和两栖动物（或许也包含一些无脊椎动物）的仅由非 REM 组成的睡眠的主要功能是什么？另一个问题是，见于鸟类和哺乳动物的由 REM 期和非 REM 期交替组成的睡眠周期的主要功能是什么？前述的观点：睡眠可使机体功能复原、捕食效率最优化，并远离被掠食的危害，有利于能量保存等，仅仅对非 REM 睡眠是合适的。而不同阶段循环的睡眠则用于实施某种特殊的功能，这种功能仅见于哺乳动物和鸟类，在其生命早期最为重要。有一种假设是，周期性睡眠只实施一种十分简单的功能。已经知道，非 REM 睡眠会使大脑的温度下降，降低其体温调节设定点，而 REM 睡眠使大脑温度升高。REM 睡眠和非 REM 睡眠的交替出现可能有助于防止大脑过冷或过热。这一假说与周期性睡眠首先出现在恒温动物身上相一致，但它无法解释哺乳动物不同物种间 REM 的差异，也不能解释为何 REM 睡眠期在一生中降低。

另一个假设是，周期性睡眠以某种方式促进大脑在生命早期的发育。特别是，周期性睡眠可能在发育的后期（主要是出生后）起着一种特殊的作用，而在发育的那些阶段十分需要由经验导致的可塑性变化。支持这一假设的实验证据是，人为地将小猫的一眼短时间封闭，在几小时内，用脉冲光照射夺视眼，其视皮层神经元兴奋性下降，而对睁开侧眼的反应增加。对小猫进行一段时间单眼夺视后允许其睡眠，大脑皮层神经元反应的这种变化会保持下来，甚至加强。但是，当小猫被完全剥夺睡眠或被选择性剥夺非 REM 睡眠时，单眼夺视对大脑皮层神经元产生的作用即告消失。相反，在另一组实验中，选择性剥夺 REM 睡眠似乎增大了单眼夺视的作用，甚至使视皮层神经元的反应产生更大的变化。

如果周期性睡眠仅参与了大脑发育的经验依赖阶段，那它没有必要再持续到成年期。一种可能性是，它在成年期仍然保持，但不再具有功能，但好像并非如此。如前所述，参与后期大脑发育经验依赖阶段的细胞机制（诸如轴突和树突生长时表现的可塑性，以及固有兴奋性和突触强度的改变），都在成年动物的大脑中保留下来以储存记忆，那么在周期性睡眠中是否也是如此呢？也许 REM 与非 REM 睡眠时段的交替最初是用于巩固大脑发育后期的由经验驱动的变化，然后以一种略有差别的形式保留下来，用以整合和巩固记忆。

哈佛医学院的罗伯特·斯蒂戈尔德（Robert Stickgold）精辟地阐述了关于周期性睡眠和记忆的一种基本假说，他写道："睡眠具有独特的生理学特性，REM 睡眠尤为如此。这些特性使大脑或心智切换为一种变化了的状态，在这种状态下，睡眠将通常由情绪控制的、并不十分关联的不同类型记忆组织成一种陈述性结构……记忆的这种重激活和关联的过程其实也是一个记忆巩固和整合的过程，它提高了我们在现实世界实施功能的能力。"

对人和大鼠的大量研究表明，在实施某些简单的学习作业之后进行正常的夜间睡眠，会提高翌日的测试成绩。在大部分的这类研究中，并未指明睡眠对于巩固记忆是绝对必要的。一些对训练经历的记忆在处于清醒状态 8 小时之后仍然存在，并且记忆效果与清醒状态处于白天或夜晚无关。但正常的周期性睡眠会显著增强记忆的巩固。这些实验从一个侧面印证了遍及世界各国广为人知的民间传统，即许多文化都有意思类似"把问题暂且搁置，先睡一觉，明晨醒来会有更好的认识"的谚语。

睡眠引发灵感的轶事趣闻有很多。披头士组合中的保罗·麦卡特尼（Paul McCartney）说，他的畅销歌曲《昨天》的曲调是来自他一场睡梦初醒。19 世纪的德国化学家弗里德里克·凯库勒（Friedrich Kekulé）称，他解决苯环结构问题得益于梦见一条咬住自己尾巴的蛇后所产生的灵感。美国发明家伊莱亚斯·霍韦（Elias Howe）曾透露，第一台缝纫机的主要创新点（将线孔置于针尖附近）也是源自睡梦。但睡眠是否有规律地产生洞察力和启示，还是这一切只是缘于巧合，是巧合产生了这些饶有趣味的故事？

有这样一种假说：夜间睡眠有助于对棘手问题的处理提供启示。德国吕贝克大学简·博恩（Jan Born）实验室进行了一项关于人类学习与睡眠剥夺的有趣研究，试图检验这一假说。为此，研究人员首先设计了一道可通过连续运用简单公式来解决的数字题，此问题求解有一种捷径，但并非一目了然；如果受试者觉察此捷径，问题的求解速度就要比连续运用公式的方法快得多（具体细节见图 7.3）。没有受试者在第一轮的测试中就发现此捷径。但经过一夜的睡眠后，22 名测试者中有 13 人产生了顿悟，意识到捷径的存在，而另一组受试者在相似的时段里不允许睡眠，其结果是 22 人中只有 5 人发现了此捷径。于是实验者得出结论：睡眠激发灵感。

大量研究试图在脑电波记录显示人或实验动物已进入 REM 阶

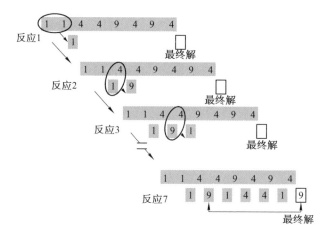

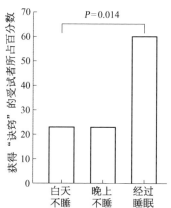

图 7.3　睡眠是灵感的源泉。训练受试者完成一个简单数字作业，这项作业有规律可循，但规则是隐蔽的。然后分别经历睡眠、白天不睡或晚上不睡等阶段，再作测试。上图显示这种简单数字作业的一个实例。在每次测试时呈现不同的一列八位数字，每列数均由 1、4、9 组成。每个受试者都必须确定一个数字作为该作业测试的最终解。最终解通过两种简单规则自左至右按序对每两个数字进行处理而求得，一是"相同性规则"：若两个相邻的数字相同，其结果就是该数（例如，1 和 1，结果是 1，见反应 1）；另一规则是"不同性规则"：若两个相邻数字不同，其结果就是这三数系统中剩下的那个数（例如，1 和 4，其结果应是 9，见反应 2）。在第一次反应之后，则将前一列的结果与下一位数字进行比较，第七次反应值即为最终解，并按不同键确认。要求受试者只报出其最终解，任何时候均可。并未告知受试者这个数列产生的潜规则，即后 3 个反应总是与前 3 个反应呈镜像关系。这表明每组测试中的第二个结果与最终解是一致的（如箭头所示）。下图显示，在睡眠或两种不睡的情况后，获此潜规则诀窍的受试者所占的百分数。（转载自 Wagner U, et al. 2004. *Nature*, 427: 352. 经 Macmillan 出版社授权）

段时唤醒受试者，以此来干扰 REM 睡眠。已有报道称，选择性的 REM 剥夺可以干扰若干学习作业的记忆巩固。有些情况下结果是戏剧性的：在一则报道中，训练受试者进行视觉图形纹理的辨别作业，以反应时间作为习得的指标，结果是，在剥夺 REM 睡眠后无论怎么都未见习得的迹象，但在正常睡眠后，或选择性地干扰非 REM 睡眠后，却观察到显著的习得。值得注意的是，REM 睡眠剥夺似乎特异地干扰了关于规则、技能、程序以及潜意识联想（非陈述性记忆）的记忆巩固，而并非事实和事件的记忆（陈述性记忆）。因此，在进行视觉图案纹理的辨别作业后，经历了一夜 REM 睡眠剥夺的受试者对于进行了如此的作业训练（这件事）有清晰的记忆，却不再保持在这项任务中的快速反应时间（非陈述性技能）。何时进行 REM 睡眠似乎也很重要。为了增强记忆的巩固，REM 睡眠必须发生在训练后的 24 小时之内。人在白天习得新技能或程序，若当晚不睡，那么即使在第二晚睡了，其记忆并未得到增强。在大鼠上也观察到类似的效应，但间隔必须短得多：REM 睡眠必须发生在训练后 4～8 小时内才能起到有益作用。

REM 睡眠似乎也与前一天记忆的"回放"相关联。麻省理工学院的肯德尔·路易（Kendall Louie）和马特·威尔逊（Matt Wilson）让大鼠沿着环形轨道单向反复跑动来获取食物奖赏，同时应用电极阵列记录其海马区大群的"位置细胞"（图 5.11）。随着动物的跑动，实验者观察到编码环形轨道中不同位置的"位置细胞"被相继激活。在动物训练后的睡眠期仍继续作记录。令人惊讶的是，海马"位置细胞"同样的激活模式在 REM 睡眠时竟回放了出来。这种回放并不是一成不变地复制清醒时锋电位的活动，其模式有时会不清晰，有时需借助与清醒时的比对而得以辨认，而且总的速度也改变了。尽管如此，这项研究以及其他由不同实验室进行的类似研究发现，紧随训练后的 REM 睡眠期间神经元集群活动的重新激活在统计学上有显著性。路易和威尔逊实验大鼠上发生的活动的回放是否对环形轨道的记忆巩固很重要呢？如果是，那是相对于经验的哪些方面呢？当这种回放活动在大鼠 REM 睡眠期被记录到时，大鼠是否梦见环形轨道呢？目前我们还不知道这些问题的答案。

从这一系列的证据人们可能会认为，REM 睡眠和记忆巩固的关系是相当肯定的。但稍作分析将揭示其中的一些漏洞。例如，随后在大鼠和人身上进行的实验显示，对非 REM 睡眠的选择性剥夺同样对一些非陈述性记忆作业的巩固有着有害的影响，虽然它较之选择性 REM 睡眠剥夺产生的影响要小。此外，最近的一则报道指明，紧随新的测试后，大鼠神经放电模式的"回放"在深度非 REM 睡眠（第 3、4 期）时实际上要比 REM 睡眠时强。更为重要的是，实施 REM 睡眠剥夺而不引起应激以及相伴随的血液循环中应激激素的升高，几乎是不可能的。我们知道应激可损伤人和大鼠的学习，我们也知道应激和人为摄取应激激素都能干扰大鼠脑的突触和形态的可塑性。

最后，有一些强有力的证据表明 REM 睡眠和记忆巩固的假说还不成熟。现代的抗抑郁药物，包括 5-羟色胺重摄取的特异抑制剂（缩写 SSRI，如百忧解及其家族）和三环抗抑郁药物（如阿米替林），都能部分减少 REM 睡眠。早期的抗抑郁类药物单胺氧化酶抑制剂，如苯乙肼（Nardil），则完全阻遏 REM 睡眠；用某些形式的创伤性脑干损伤也能观察到类似的影响，这两种情况都能产生对 REM

睡眠的完全阻遏（并不引起应激激素的升高），但好像并不明显伤害记忆。相反，苯二氮族抗焦虑药物（包括安定、阿普唑仑和咪达唑仑）具有强烈阻断记忆的作用，却不影响睡眠的周期性。

那么我们将得出怎样的结论呢？周期性睡眠在记忆的巩固和整合中具有某种作用，其证据是相当有力的，但认为 REM 睡眠在此过程中扮演了特殊角色的观点有其弱点。我个人认为，作一种总体性的解释更为准确，即与整个夜间 REM 和非 REM 阶段间循环出现相关的某种物质可能对记忆的巩固和整合特别有用。有一些理论模型假设在海马和大脑皮层之间存在交替出现的单向信息流，这些模型提示上述解释有可能存在，但我不想涉及那些细节（感兴趣的读者可查阅"进一步阅读的篇目和资料"部分）。

那睡眠有何特别之处呢？也许睡眠时产生的整合和相互作用的类型与觉醒状态有所不同。可以想象，睡眠中对外界感觉的降低使得记忆中相距较远、更流动的一些侧面易于产生关联，而觉醒时由于大量感觉刺激的存在，不可能产生这种关联。让我们把这种想法暂置脑后，当我们论及梦的时候再回到这一主题上来吧。

至此，我们已讨论了睡眠–觉醒循环和睡眠的阶段，但并未涉及其脑回路及其分子基础，让我们转入这一主题。我们提出的是一个非常基本的问题：生理活动昼夜循环，如睡眠–觉醒循环，是否需要大脑里的一种生物钟，还是单纯由外界信号（比如日光变化）驱动行为节律呢？图 7.4 显示一个实验的结果。在此实验中，受试者先在正常昼夜变化的条件下生活 10 天，然后处于这些信号不复存在的条件下（如处于持续光照或持续黑夜）。睡眠和觉醒基本的昼夜节律是以约 24 小时（平均约 24.2 小时）循环的，但这种循环逐渐不与外界

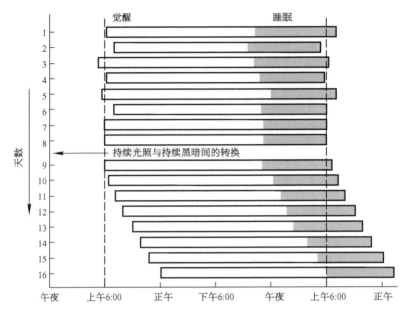

图 7.4　在无外界昼夜提示的条件下，人类每天睡眠–觉醒周期的变化。这种周期在没有光与暗交替的提示下仍然保持，但渐渐不与外界的光暗同步。在图中，空心条形表示觉醒状态，实心条形表示睡眠状态。（Tycko 绘图）

的时钟同步，睡眠开始的时间慢慢地变得越来越晚。这说明在脑内确实存在一个生物钟，但它需要信息来保持与外界同步。

　　下丘脑中有一个称为视交叉上核（意思就是"视觉神经交叉上方"，简称 SCN）的微小结构是机体的时间主控者。这个约含 20 000 个神经元的核团具有自然的活动节律，即使你用外科手术将它切下（如从仓鼠），让它生长于盛满营养液的实验皿中，这种节律仍旧保持。这种活动长约 24 小时，但并不严格如此，所以将它命名为近日节律钟（circadian，circa 意为近似，dia 意为日）*。SCN 损伤的动物

---

* 译注：circadian rhythm 从严格的科学意义上应译为"近日节律"，但为易于理解，在本书中统译为"昼夜节律"。

不再具有正常的睡眠-觉醒循环，其昼间和夜间短暂睡眠和觉醒期杂乱地散布。

光协调体内昼夜节律钟与外界光暗的同步，这种协调大多由视网膜中某群特殊的神经元所驱动。这些神经元并不是产生视觉的视杆细胞或视锥细胞，而是一群呈纺锤形的大细胞，称为含黑色素神经节细胞。这些细胞将其轴突投射至 SCN，传递环境光照水平的信号。值得注意的是，含黑色素神经节细胞不仅为强日光所激活，也能被较弱的人工照明所激活。所以，当你在人工光照下熬夜到很晚时，其实你是在强制自己体内的昼夜节律钟调至每周期 25 或 26 小时。其结果是，你早上醒来后头昏眼花。光改变体内昼夜节律钟的程度限定在每天偏移约 1 小时。因此，当你乘飞机跨越 5 个时区时，你需要约 5 天时间来使体内的昼夜节律钟调整至新的当地时间。这便是众所周知的时差反应。

生物钟只是一个驱动睡眠-觉醒循环的装置吗？毕竟，许多生命体具有与昼夜时间相协调一致但并不依赖于睡眠的功能，就连很多植物也在每天特定的时间开花或闭花（图 7.5）。古罗马哲学家老普林尼注意到了这个现象，记录于公元 1 世纪，而 18 世纪瑞典博物学家卡尔·林奈（Carl von Linné）对此进行了详细的描述。林奈提出，如果培植一个花圃，开花闭花时间经过仔细的校准，那么就有可能创造一种精确的时钟。现在证实，见于人类 SCN 的生物钟的基本生化模式同样也能在更低等的动物、植物乃至真菌类中发现。很清楚，协调生命过程与明暗周期之间一致的能力是一项重要功能，其出现可能要比具有睡眠习性的动物早 10 亿年。最有可能的是，昼夜节律钟是独立进化的，至少通过两条途径：真菌类所具有的昼夜节律基因与人类相

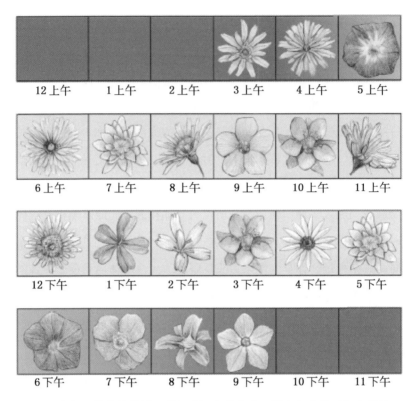

图 7.5　卡尔·林奈的花钟，利用欧洲各种花卉开放和闭合的时间来估计一天中的时间。（Tycko 绘图）

关的基因属同一家族或类型，但蓝绿藻（或称蓝病毒，还有古细菌及变形菌）拥有一组与我们并无关联的分子，却实施着相似的功能。有意思的是，这些古细菌似乎在 35 亿年前就进化出了它们的昼夜节律钟，而那时地球的自转周期仅约为 15 个小时（估计值）。

　　那又是什么充当了昼夜节律钟进化的原始驱动力呢？对于此问题我们尚无确切答案，人们对此提出了一些假说。科林·皮滕德里（Colin Pittendrigh）于 20 世纪 60 年代提出了一个引人注目的观点，称之为"避光"假说。皮滕德里及其他学者注意到，若干种单细胞藻类仅在夜间进行其 DNA 复制以及随后的细胞分裂。众所周知，处于分裂中的细胞可以为日光中紫外辐射所杀伤。因此，皮滕德里认为，昼夜节律是为避光才进化而得的：为了使一些敏感的细胞活动过程在暗处也能发生。最近，范德比尔特大学的塞莱尼·二阶堂（Selene Nikaido）及卡尔·约翰逊（Carl Johnson）检验了这个假说。他们的实验显示，单细胞藻类莱茵衣藻（*Chlamydomonas reinhardtii*）能承受短时的紫外光照而存活下去，其最佳时刻是在白天细胞分裂停息时。当把盛有这种藻类的实验皿置于恒定光照条件下，它们会形成一种稳定、持续的细胞分裂昼夜节律周期，这一周期渐渐不与外界昼夜周期相同步，正如同将人置于持续光照条件下的睡眠-觉醒循环一样。

尽管近几年对 SCN 昼夜节律钟的分子基础和参与睡眠启动及不同时相睡眠的大脑神经回路的认识与日俱增，但对于 SCN 通过何种途径来影响睡眠控制的神经回路仍知之甚少。SCN 神经元的轴突与下丘的几个相邻脑区建立突触，后者又投射至脑干及丘脑。此外，SCN 通过一个至少经三级突触转接的复杂环路，刺激松果体分泌褪黑激素。褪黑激素是保健食品商店里皆有销售的一类"天然安眠药"，其浓度随夜幕降临而升高，约于凌晨 3 点钟达到峰值。褪黑激素通过循环扩散至全身，但主要作用于脑干的睡眠控制神经回路。

大脑中影响睡眠控制的主要神经回路之一谓之脑干网状激活系统，其中的神经元以乙酰胆碱为递质（因而称之为胆碱能神经元），其轴突投射至丘脑中调制丘脑与皮层间信息传递的部位。网状胆碱能神经元在清醒时活动，但随着非 REM 睡眠进行至更深的阶段，活动逐渐变得越来越弱。确实，人为电刺激网状激活系统可以将动物从睡梦中唤醒，而若将刺激施加于其在丘脑中的投射位点则会产生相反效应：将使先前清醒的动物进入深度非 REM 睡眠状态。当非 REM 睡眠开始向 REM 睡眠转变时，脑干胆碱能神经元又迅速开始放电，这使脑电波记录从高幅度同步状态向低幅度去同步化状态转化，这种转换是 REM 睡眠及清醒状态的典型特征。为什么动物不在此刻觉醒而是继续处于 REM 睡眠状态呢？回答是，脑干的其他系统，如含 5-羟色胺的背侧中缝核与蓝斑中的含去甲肾上腺素神经元，也参与了睡眠周期的调控，而这些神经元在 REM 及非 REM 睡眠时均不活动。这 3 个脑区间（与某些发挥较小作用的其他脑区一起）的相互作用，决定夜晚睡眠时相如何推进。参与了睡眠控制的神经递质系统的数目庞大，这意味着有多种药物可以影响睡眠，药物的作用或产生期望的效果（如通过服用干预乙酰胆碱受体的药物达到催眠作用），或产生一些不需要的副作用（如许多抗抑郁药物具有抑制 REM 睡眠的作用，但增高 5-羟色胺在体内的水平）。

人人都喜欢谈论睡梦。与梦有关的事物本来就耐人寻味。迄今已研究的各种文化中，对于梦的意义及起因均有深刻的阐述。在多数情况下，人们认为梦是来自圣灵或祖先的信使，能指引或预示未来，在犹太-基督教《圣经》、伊斯兰教的《古兰经》以及佛教和印度教的神圣经文中都记录有梦兆的故事。还有认为梦表现了心灵的远航。假如你相信梦确有其涵义，那么你会认为梦的涵义可以是直截了当的，反映以前发生的事件及忧虑，也可以是隐晦的、象征性的，需要作出解析。古埃及早在约公元前 15 世纪，就精心修建了庙宇，专为训练有素的祭司进行释梦而用。现在留存的自那个时期的手抄本记载了对各种梦境的释义，其中大部分都是各类预言（如

"假设你梦见乌鸦,那么死亡将很快降临至一个所爱的人")。

许多年之后,心理分析学之父西格蒙德·弗洛伊德(Sigmund Freud),在他于1900年出版的名为《梦的解析》的名著中阐述了一个相似的理论。弗洛伊德认为,梦源自潜意识里的愿望,其中多半就其本性而言与性欲有关或带有攻击性,这些愿望在白天为有意识的理智所压抑,但是如果这些潜意识愿望在梦中以一种直截了当的方式表露出来,那么做梦者将会为这些犯禁的愿望所惊醒。因而,换言之,梦象征性地反映了做梦者所受压抑的潜意识愿望。在弗洛伊德看来,梦见飞行表示性欲的转移,而一位男性梦见牙齿脱落表示对阉割的恐惧(这样的梦对于女性意味着什么尚不清楚)。古埃及解梦祭司的方式与现今的后弗洛伊德时代的心理分析学家大多并无二致。虽说他们的目标不同:前者旨在预测将来,而后者寻求对往昔及现今事件、动机的阐释,但是他们多少都仰仗于一本指导解梦的征兆大全。

无疑,梦在感觉上是耐人寻味、象征性的。确实,供解梦用的征兆大全林林总总,每年销量有成千上万册之多(其内容基本形式为:"如果你梦见此,那么这就意味彼")。虽然解梦成为一种普遍的跨文化现象,但并非为所有人接受。有些人,大都是一些神经生物学家,认为梦的内容毫无寓意可言。在他们看来,梦仅仅是一些诸如记忆巩固这类重要生命过程的副产品。梦是烟而不是火,如此而已。让我们尽可能系统地探讨这个有争议的问题吧。首先,我们来考虑关于大脑的活动模式如何有可能引发做梦的几种观点。然后,我们将谈一谈做梦的可能功能或意义,最后我们将尝试探讨梦的内容是否富于寓意。

从你自己的经历可知，在有些清晨，你醒来时也许根本想不起做过什么梦，而别的时候梦似乎会缠绕着你一整夜。一般而言，梦是不大可能回想起来的，除非你在睡梦中或是在梦刚刚结束的几分钟内醒来。多年来大家一直认为 REM 睡眠期间才会做梦。现今我们知道，在睡眠的各个阶段醒来都会叙述做了梦，但其特性、持续时间及发生频率因睡眠不同时相而异。让我们通过我自己梦的几个实例来演示这一点。

梦之一：刚入睡不久，我感觉在水下游泳，就像昨天我和我的孩子们在邻居游泳池里一起游泳一样。

梦之二：今天我未能为我的基金申请做任何工作，而且彻夜苦恼，担心我无法于截止期之前完成申请。

梦之三：我正在一个无边无际的空间与一位漂亮的女士跳华尔兹。我不能认出这位女士是谁，而她似乎对我很了解。我们跳舞的地方在某些方面像是一个宽敞的舞厅，但又像我家乡的一个商店，我在十几岁时经常光顾那里。这家商店经营乐器，包括许多出自国外的稀罕乐器。我的舞伴一直注视着我，但我却因那些放在柜台里复杂且诱人的乐器而走神。我真想去摆弄摆弄那些乐器，但又注意到我的舞伴正因我的心思没放在她身上而变得愠怒起来。由于觉察到我心不在焉，她变得越来越沮丧。不一会儿，她就生气了。我逃逸而去。此时情景切换至一条又长又热的道路。我跳上一辆自行车，快速地蹬着车子，以便让我摆脱她的追赶。我在路上再也看不到我身后她的身影。然而，过了一分多钟，路面开始变得崎岖不平，我发现自己正在活的蛇群上骑行。骑着骑着，每当脚蹬转动至距地面最低点时，蛇便冲我的脚咬过来，于是我就把脚搭在车的横梁上以防被蛇咬到。当然，不一会儿车速就逐渐减下来了，我意识到缺少了前冲力，将很快失去平衡，跌进像毯子一样铺满路面的蛇群。

天知道心理分析学家（比如我的父亲！）会对这个梦作何解读（有时蛇难道就仅仅是蛇吗？）上述这些梦迥然不同，但是它们却拥有两个共同的特点：我是其中的主角，这些梦都发生在当前。绝大多数的梦是"现在时、第一人称"的经历，这是一个普遍特征。梦之一是一种典型的在刚入睡时做的梦，它简短而又富于强烈的情感色彩，但并不展开成为一个连续的故事。这种梦是一个情景片断，没有太多细节，也不带有任何特殊的感情色彩。它符合逻辑，与清醒时的经验相吻合，并无幻想的特点。值得注意的是，入睡之初的梦境很有可能取材于前一天的生活经历。在一项研究中，哈佛大学医学院的罗伯特·斯蒂克戈尔德（Robert Stickgold）及其同事让参与研究的受试者玩数小时视频游戏"山坡赛车手Ⅱ"。在当晚的睡眠中，超过90%的受试者反映梦见游戏中的情景，但仅在他们刚入睡不久后被唤醒才作此叙述，而在以深度非 REM（阶段 3—阶段 4）及 REM 睡眠为主的午夜或后半夜时被唤醒就没有。

梦之二是一种典型地发生于特别是较深度非 REM 睡眠期的梦，特别常见于前半夜。如同梦之一，它没有展开的故事情节，但完全不存在感觉经验。它基本上就是一种为情绪所紧紧困扰的急切的念想。这种念想符合逻辑，植根于清醒时的经验，但并不引发任何形式的故事。

梦之三出自典型的 REM 睡眠，特别是发生在觉醒前不久的 REM 睡眠相。这是一种叙事性的梦，以一种类似于故事的方式展开，细节丰富。这种梦将不相干的场所粘连在一起，有些是特殊的场所（我年轻时去的音乐商店），另一些是一般性的（我不认得的华丽舞厅）。它汲取了幻想的元素：在现实生活中，我对跳华尔兹一窍不通，但在梦中我却跳得中规中矩，如行云流水。还有一种连续性的运动贯穿梦的始终（华尔兹、奔跑、骑车）。梦的展开伴随着场景的切换（从舞厅至道路），也组合了其他一些并无意义的事件和地点，但在梦中，我可是认为这些现象再自然不过了。对于有一些非逻辑的或怪诞的经历有些将信将疑。这个梦里有诸多幻想的方面，但它们几乎全为视觉方面的（而不是听觉或触觉）。最后，有一种贯穿梦始终、不断加剧的焦虑和惊恐感，起始于因开罪我的舞伴而致的那种轻度的社交性焦虑，而在因蛇咬所致可怕死亡的极度恐惧中达到高潮。

我们最可能记住并津津乐道的是故事性的、具有不合逻辑性和奇特情景从而惊心动魄的梦，部分是因为它们有很好的故事情节，也归因于所存在的睡眠周期结构：以 REM 睡眠为主的夜间睡眠接近尾声时，你最有可能醒来，因而也最易记住你的梦。这种类型的梦在 REM 睡眠期间发生得最频繁，但最近的证据表明，在夜晚最后的三分之一时间段中，自非 REM 睡眠醒来的人偶尔也能回忆起类似的叙事性睡梦。

现在对人们保存的梦的日志（书面的或有声的）已进行了大量研究，有少量的实例分析是这样进行的：让受试者在睡眠研究实验室里，或佩戴家用脑电图记录仪，在睡眠不同阶段将其唤醒，并请其提供睡梦报告。通过这些研究人们清楚，梦的内容一般高度偏向于负面情绪状态。睡梦日志中所记载的约 70% 的梦以恐惧、焦虑及攻击为主导情感，其中仅有约 15% 的梦具有明显的正面情绪色彩。这些结果一般似乎并不因文化而异：在世界各地，自亚马逊丛林的狩猎采集者到欧洲城市的流浪汉，梦的一个最普遍的主题即是自己被人追逐。有意思的是，以焦虑、恐惧和攻击主导的梦所占比例，在自发觉醒的梦的记载中要高于在夜晚最后三分之一时段被人为唤醒所报告的情况（自 70% 减至 50%）。对这种差异的解释之一是，带有负面情绪的梦更易唤醒睡眠中的人，醒来后即可把所做的梦回忆起来并加以记录。

虽然弗洛伊德关于性梦的解释占有优势地位，值得注意的是，包含显见性内容的梦尚不足 10%。这在男性和女性间是相似的。上文提及的男性与女性生殖器在 REM 睡眠期间所发生的反应似乎与性梦并无关联。

前一天白昼活动的部分内容，特别是那些带有强烈感觉运动的成分，常常出现在入睡后不久的简短梦中，但极少进入叙事性睡梦中。一项研究表明，不足 2% 的叙事性睡梦包含前一天发生的某一件事以自传方式的回忆重放（虽然更常见的是融入了白天经历的某个单一侧面，如一个人或一个地点）。有些研究人员认为存在某种时滞效应，即一些经历更易在 3～7 晚之后出现在梦中。与直觉相悖的是，白天高度情绪化的经历似乎需要稍长时间的延迟后才在梦里出现。

让我们总结一下清醒状态与叙事性睡梦间的差别。与清醒状态相比，叙事性睡梦带有奇特的一面，包括其地点与人物的融合与急剧改变、违背物理学规律，等等：

> 其特点是缺少内心反映，并接受不合逻辑的事件；
> 常包含强化的运动感觉，这种感觉主要通过视觉方式传递；
> 较清醒时的生活更多见负面情绪，特别是焦虑和恐惧；
> 较早的记忆比新形成的记忆更多进入梦境；
> 旋即遗忘，除非睡梦为唤醒所打断。

近年来，不少研究已运用扫描仪来观测人的大脑处于不同睡眠阶段时的活动。让我们对这些研究成果进行检验，看其是否有助于我们解释上述的某些叙事性梦境的特征。虽然叙事性睡梦在深度非 REM 睡眠或 REM 睡眠期间皆能发生，但更常见于 REM 睡眠，为此我们将以 REM 睡眠期的大脑作为模板，对叙事性睡梦进行生理学分析。图 7.6 简要归纳了与安静清醒状态相比在 REM 睡眠期间大脑活动的变化。

我们从以前在动物模型上进行的工作知道，脑干网状激活系统在 REM 睡眠期间十分活跃，在一个名为脑桥被盖处的胆碱能神经元的活动能在 PET 扫描像中观察到。大脑扫描图最显著的特征之一是，在 REM 睡眠期间，当叙事性睡梦中出现强烈的视觉性信号时，初级视皮层几乎完全静息，但对视觉场景进行更高级分析的脑区，以及视觉跨模态记忆和存储的脑区（如海马旁皮层）呈强烈的活跃状态。这有助于解释为什么梦境是由不相干的记忆的片断所组成，这些记忆多是储存在视觉联合区里长时程的视觉记忆。

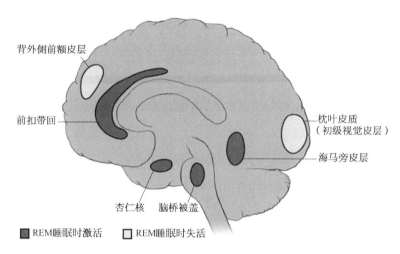

图 7.6　PET 扫描显示，有些脑区在 REM 睡眠中显现电活动的改变。这幅图并不完全。例如，除杏仁核与前扣带回外，情绪回路的相邻部分脑区在 REM 睡眠期间也被激活，这包括隔区和边缘下皮层。（引自 Hobson JA, Pace-Schott EF. 2002. *Nature Reviews Neuroscience*, 3: 679. Tycko 绘图）

　　REM 睡眠时大脑的另一显著特征是支配情绪的区域的强烈激活，尤其是杏仁核和前扣带皮层的强烈激活，而这些区域在恐惧、焦虑、疼痛的情绪成分以及对恐惧和疼痛刺激的反应中似乎起着特定的作用。这可以解释为什么在叙事性梦中出现的情绪成分以恐惧、焦虑和攻击占主导。最后的一个特征是，在 REM 睡眠期，前额叶皮层，尤其是背外侧前额叶皮层，是失活的，而这一区域是大脑在决策性功能（判断、逻辑、计划）和工作记忆中的关键的部分。它们的失活有助于解释梦的不合逻辑性以及为何做梦人可以接受怪诞的、不可能的场景和情节。原则上，背外侧前额叶皮层活动的降低会在梦中妄想的形成中起重要作用。值得提及的是，这个区域的失活是癔型精神分裂症的显著特征（这些患者在一定情况下醒来时，会经历似梦的情景）。

正电子发射断层扫描术（PET）能提供大脑不同区域平均的激活信息。它非常有用，但它既不能提供各个放电神经元的精确位置的详细信息，对那种活动的精细的时相特点的细致阐释也无能为力，而这两类参数对于理解叙事性睡梦中脑信息处理方式是至关重要的。应用植入记录电极的动物实验结果显示，在 REM 睡眠期，蓝斑核中含去甲肾上腺素的神经元以及中缝背核中含 5-羟色胺的神经元是不活动的，但脑干网状结构中的胆碱能神经元却强烈放电。这 3 类调制系统中的神经元有轴突在全脑广泛投射，包括丘脑、边缘系统和皮层。所以，在 REM 睡眠期，脑扫描显示的区域活动改变，有一部分是源于胆碱能突触活动的增强，并伴有去甲肾上腺素能和 5-羟色胺能突触活动的减弱。

胆碱能突触活动的增强最终导致了松弛性肌肉麻痹，而此种麻痹是 REM 睡眠的特征。在叙事性梦中，运动皮层和其他运动控制结构，如基底核和小脑，发出指令，引起运动，但这些指令为由脑干强烈的胆碱能信号触发的抑制性回路所阻断，使这些指令不能进入脊髓，这可以解释为什么在叙事性梦境中不使劲的运动不断（包括飞行）：运动指令发出了，却没有来自肌肉和其他感觉器官关于这些运动如何进行的反馈，从而使运动感知在事实上不复存在。

尽管解释还极不完备，但我们能肯定地说，叙事性梦中大脑活动的模式可以解释梦境中那些不寻常的特征。然而，这个层次的解释，既不能回答梦的目的，也不能解释梦境是否有意义。为什么我们要做梦？简而言之，可悲的是我们确实不知道。然而，长期看，我们需要从若干方面着手进行研究。

如果问及一群有代表性的睡眠研究者，为什么我们做梦？你也许会得到反映他个人感兴趣领域的答案。主要对情绪感兴趣的科学家将会告诉你，梦的主要功能是调节情绪。例如，芝加哥拉什－普雷斯比特里安－圣·卢加医学中心的罗莎琳德·卡特赖特（Rosalind Cartwright）认为，梦有情绪调节的功能，使我们能去处理负面情绪，这样，当我们醒来时比躺下时感觉要好多了。一些精神科医生认为，梦像是一种精神治疗。塔夫茨大学的欧内斯特·哈特曼（Ernest Hartmann）提出，梦和精神治疗两者的主要功能都是使人们能把生活中的事件在一个安全的、与世隔绝的环境中联系起来。

对进化感兴趣的生物学家提出，梦的发生使生物体能有时间操练和完善某些在清醒时与生命有关的行为，其功能是在安全的地方建立一种虚拟现实环境来模拟一些危及生命的场景。这种解释与哈特曼的观点大同小异，两者都试图解释在梦的记载中为何恐惧和焦虑扮演主角，都把梦想象为一个受保护的环境，在这个环境中完成重要的精神上的任务。

当然，我们已经讨论了睡眠循环在记忆巩固、整合和相互关联中起重要作用的观点，所以把梦想象为以某种方式与这些记忆过程相关只是个小小的跳跃。在这方面，洛克菲勒大学的乔纳森·温森（Jonathan Winson）提出了一个很有趣的新观点，他认为梦是"离线的记忆加工"。依他的观点，用来将经历整合为记忆的计算源，如果仅在清醒时运转，所需的皮层的容积比现有皮层的更大，是完全不可行的。所以，为了充分利用我们现有的脑容量，我们要"加夜班"，从而像战争时期的兵工厂一样连轴转，实现记忆巩固和整合。

在考虑梦功能的这些模型的价值时我们应铭记几点。首先，这些模型不一定是互相排斥的。例如，梦既可以调节情绪又是记忆巩固的一部分。其次，我们要仔细区分对梦的不同层次的解析。睡梦状态中在大脑内发生的相应的加工过程是一个层次，然后，是做梦时的感觉，最后是梦的回述，这仅发生于那些被打断或是很快就醒来的梦中。

在我看来，梦功能的各个模型各有短长。梦作为情绪调节者或是夜间疗法的这种精神病学的解释，对于为什么在梦的回述中以负面情绪占优势提供了一种似乎有理的说明。但是这个模型必须与两项重要的观察相一致。第一，有些人声称他们不做梦，除非是被人为唤醒，但平均来说，这些人有情绪或认知障碍的发生率并不异常。人们会因此稍作退步，假设梦的治疗价值是由于其在睡眠时的感受，即使这些感受未被有意识地回忆起来。第二，即使那些经常回述梦的人，生活中最触动情绪的事件中有不少从不进入梦中。某些精神病学家也许会回应说，这些事情会象征性地出现，而不是原封不动地表现，因此并不总是容易发现的。

梦的记忆整合／巩固模型也有很多吸引人的地方。其中之一，它对为什么遥远记忆中的事物会经常出现在梦中作出了解释：可能是这些事物正在整合到新的记忆中去。在不同形式的记忆整合／巩固模型间也有一些重要的差别。在某些模型中，梦的感受或者之后的回述对这一过程至关重要。当然，这些模型必须对付上述情绪模型面对的同样的批评：平均来说，回述无梦的人在一组记忆测试中都表现正常。记忆模型中有一种为哈佛大学 J. 艾伦·霍布森（J.Allen Hobson）强烈鼓吹的还原论式的模型，认为睡眠循环的主要目的在于记忆的巩固和整合，并且认为叙事性梦的经历基本上就是逻辑性上受损（背外侧前额叶皮层的抑制）而情绪上亢进（杏仁核，隔区、前扣带皮层活动亢进）的大脑将多为视觉记忆的碎片（海马旁回活动亢进）编织在一起形成故事的结果。依照这种观点，梦境的内容只是记忆巩固的一种光怪陆离的镜像反映，并不需要弗洛伊德学说或古埃及释梦所作的象征性梦的解释。

在我看来，现存的记忆巩固/整合的梦的模型中有着大漏洞，它们未能解释为什么梦的情绪方面的内容这么负面。我个人的推测如下：脑中负面情绪环路（恐惧/焦虑/攻击）的激活会加强清醒状态时的记忆巩固。本质上讲，支配负面情绪的脑区的强烈激活是一种信号，意为"把这写进记忆并强调之"。睡梦中记忆巩固和整合时，我们需要某些机制发出这样的信号："好，你已与长时记忆的某种东西建立了这种联系，现在把它记下吧！"我认为那种机制就是负面情绪中枢的激活。恐惧、焦虑和攻击环路基本上是协同起来，加强记忆以及缺乏相关情绪刺激时产生的记忆间的联系。你梦中的大脑并不知道负面情绪环路已被强征了，此时的大脑将这些中枢的活动整合起来，形成以负面情绪为主题的叙事性睡梦。

那么，这样林林总总的模型在哪些地方背离了梦的内容是否有意义这个问题呢？在我来看，这似乎从来不成为一个问题。梦的内容无论在哪一种模型中无疑都有所考虑。即使那些记忆巩固/整合的梦模型的顽固支持者也同意：什么写进了记忆，它又和什么相整合的记忆对于了解个人的精神状态是有一定价值的。问题是相距有多远。虽然梦内容的解析在精神治疗和个人成长中均有一席之地，但我并不认为（也没有生物学基础去相信），通过任意的象征性符号大全去分析梦的内容就能获知一个人的精神状态。

为特定梦境所困扰会模糊做梦所具有的真正重要的意义。做梦经历中最有用的（与其蕴涵的机理正相反）并不是梦境的细节。你梦到的是雪茄而不是一只鞋子，梦到的是父亲而不是母亲，都并非如此关键。对于做梦最重要的是，它使你能体验一个清醒时正常规则不适用的世界，在那个世界里，因果关系、理性思维以及我们核心认知模式（人既不转换也不融合，地点恒定，重力常在，等等），在面对荒诞、不合逻辑的故事时都不复存在，而当你做梦时，你接受了那些展开的故事。本质上讲，叙事性梦的经历使你能想象某些解释和结构，它们超然于你清醒时对自然界的感知之外。在清醒时的生活中，你可以认同梦境中畸曲的结构，你可以是个冥顽不化的理性主义者，你也可以两者兼而有之（我们大多数经常会这样），但是，不管是哪种情况，做梦的经历已经拉开了帷幕，使你能想象一个按迥然不同规则运转的世界。

第八章

宗教的冲动

在梦魇中，我在新奥尔良开神经科学年会，这个年会聚集了三万多来自世界各地的脑科学研究者。夜间时分，我和一些同事坐在餐桌前，觥筹交错，我们开心地聊着天。当侍者递上一大盘热气腾腾的小龙虾时，我开始解释我关于宗教和神经系统功能的理论。当我持续了一两分钟时，我渐渐意识到桌上变得出奇地沉静。一个带着黑头巾、穿着长袍的高个子手持有"毒刺"防空导弹大小的胡椒粉研磨器，正满怀期待地站在我身后，我慢慢转过身，我的演说逐渐打住。

"先生，您想要加一些新鲜研磨的东西吗？"

所有人都转向我。餐馆里声音从轻声嘟哝到大声嚷叫，直到不堪入耳的尖笑。接着出现了蔑视声，所有的用餐者慢慢地将手指立刻朝我的方向指来。这些喧闹声使得我盘子里已经煮熟的小龙虾又活了，跳啊，咬啊，最后都冲向了我，当我倒在地上时，它们啮咬着我的肉体，还轻声唱着"母鸡咯咯小淘气，你不知我有多爱你"。

与我有类似经历的还大有人在。神经生物学家很不愿意在同一时间内谈及脑功能和宗教。每一种人类文化有语言、音乐，并且我们非常乐意去研究这些现象的神经生物学基础。每一种人类文化都有各自的婚姻形式，我们也研究配偶结合的神经生物学基础。每一种人类文化都有宗教，宗教的形式变化繁多（就像语言和婚姻的习俗一样），但是宗教是跨文化普遍存在的。迄今为止，还没有一种文化缺少宗教观念和实践。但是研究脑的科学家却很少参与人类行为这种普遍形式的讨论（也许是出于对宗教的恐惧）。

那么让我们看一看手头上一些新鲜"焙烤"的推测吧，从而了解一下世界上的宗教观念。其中一些观念来自一本由认知人类学家帕斯卡尔·博耶（Pascal Boyer）撰写的《宗教的解析》，这本书富有煽动性。

不可见的亡灵四处游荡。我们必须供奉他们吃的喝的，否则他们将会使我们生病。

你死后，你将会以一种更高的或更低的形式轮回，取决于你今生的所作所为。

存在着一位全知全能的神，能听到你的想法。你可以在庙宇或其他任何地方向神祈祷。

一些黑檀木树能回忆出人们在它树阴处的谈话。这些谈话可以通过燃烧黑檀木树枝，诠释其落下灰烬的图案而得知。

我们村子里有个巫师，他会一直跳舞，直至灵魂离开躯体去了冥界。当他回来时，他将会带来我们那些已经成为无所不知神的祖先的信息。

很可能，其中的一些想法来自那些你很熟悉但别人并不熟悉的传统。以上简短的引述例示了跨文化宗教思想的多样性。某些族群信仰一神教，另一些族群信奉多神教，有的宗教并没有神。在有些情况下，神奇的力量归属于某些历史性人物或自然事物，他（它）们从而成为万众瞩目；在另一些情况下，可以通过特定的仪式与神灵或亡灵交流。

宗教是多样的，但也不是无穷多变的。举例来说，不会有这样一个宗教：它有一个全能全知的神，但从不与人类世界互动；也不存在这样的宗教，其中祖先的神灵会因为你做了他们想做的事而来惩罚你，或者祭司可以看到未来，但在他们告诉别人之前却忘记了他们所看到的。宗教就像梦一样，有多样性，但是它们为特定的一组认知上和陈述上的框架所限定。

为什么在每种文化里都会有某些形式的宗教呢（尽管不是其中每个人都信教）？为什么会这样？用博耶的原话来说："人类可以轻易地获得一种特定范围内的宗教观念，并将之传介给他人。"就我们现有关于脑功能方面的知识，能否对多种文化里宗教的盛行与实践作出任何形式的解释呢？

几杯酒下肚，如果我开始问吧台边上的人，关于世界宗教的起源，我会得到以下几种回答：

宗教带来了舒适，尤其能使人们面对自己的道德问题。

宗教会使得人们坚守一种社会秩序，这种秩序确定了人际互动的道德规则。

宗教为一些疑难问题提供了答案，诸如世界的起源。

在较富裕的世界中，对于我们所面对的大部分宗教来说，这些观点在某种程度上都是对的。但是在更广阔的跨文化意义上，并非总是如此。有的原始宗教让人感觉不舒服，这些宗教最关注的是怀有恶意的神灵，如果不持续地安抚这些神灵，他们将会杀死你，或使你生病，使你疯狂，毁坏你的庄稼，使你狩猎一无所获。大部分宗教对世界起源都有一个故事，对于死后也有一个故事，但是这些故事并不是普适的。宗教并不总是承诺拯救。在很多世界文化中，死者总是被诅咒永远在外面游荡，不管他们生前活得是多么地小心翼翼。许多社会对社会秩序都有一些共同的准则，但在很多情况下，这些完全不依赖于宗教习俗。简而言之，吧台边的解释有可取之处，但均无法经受更广阔的跨文化的考验。他们并未回答我们的基本问题：为什么每种人类文化都有宗教？这需要另辟蹊径。

用世界各地人所共有的脑功能来解释宗教思想和习俗的多样性（包括无神论）是否合理呢？让我们澄清继此之后我们要做的是什么。我们不是去寻找以某种方式与宗教相关的脑区、递质或基因，这样的分析似乎不可能卓有成效。我们也不是试图用生物学术语来解释特定的宗教观念。我们要问的是，是否存在脑功能的某些方面，从整体而言能促进人类获取和传播宗教思想？

我将试图让你相信，由于进化，我们的大脑已经变得适于产生连贯而不间断的故事，这种叙事的习性是使人类易于接受宗教思想的原因之一。从感觉片段到形成连贯的知觉是在第四章涉及的一个主题。回想一下，当你以微小跳跃的眼动方式（称为跳动）扫视视觉图景时，你的脑玩了些计谋。你不曾在视景中看到跳跃的图像，也看不到每次眼的跳动，图景会短暂地变黑。你的脑先接受眼睛传输来的原始"跳跃式电影"，然后将眼的跳动剪辑掉，用眼跳动结束时的图景以回放的方式来充填正在观察的视景的空隙。你所感受到的一切都是连续而流动的，但事实上这是由于你的脑主动产生的记述，从而建立了一个连贯的感觉上的故事。

在脑内，连贯性叙事的建立不只局限于低层次感知的处理（如在扫视时所发生的），而是扩展到更高的知觉和认知水平。这种功能随时都在进行，但在正常脑上很难研究，而在脑损伤病例中常更清楚地显现出来。以患有顺行性遗忘的患者为例，这些患者对新近的事实和事件不能形成记忆，但对较远往事的记忆却完好无损。当一个患有严重顺行性遗忘的住院患者被问及："你昨天做了什么？"他对前一天却没有任何记忆。在许多病例中，患者会叙述过去记忆中的碎片，把这些碎片编织在一起，形成一个连贯而富有细节的故事。"我在老朋友内德的店里拜访了他，我们一起出去在快餐厅吃了午饭。我要了份牛肉糜三明治和腌黄瓜。之后我们在公园里散步，看人滑冰。"这个过程称为虚构，并非只是一种爱面子的行为。在几乎所有病例中，患者会相信他们自己的虚构，并且会依其行事，好像这些虚构的事实是真的一样。顺行性健忘中的虚构是不受意志控制的，这是脑在遇到无法解决问题时的所作所为：通过挖掘出来的经验点滴编造故事，类似于叙事性梦由记忆的碎片形成一样。

　　形成连贯性叙事的能力也见于一群神奇的"裂脑"患者。这些患者患有严重的顽固性癫痫，对他们非得实施胼胝体和前连合的切断术才能控制癫痫。胼胝体和前连合是正常情况下连接两侧大脑半球的纤维束。虽然作为癫痫治疗的最后选择，裂脑手术对控制一些类型的癫痫发作具有明显效果。手术切断了两侧大脑半球的直接联系，但每一侧的半球一般来说保持着正常的功能，而且脑的皮层下部分仍然相连。有意思的是，如果你遇见一位裂脑人，在与他随意谈话时你很难发现有什么缺失。只有通过仔细检查（一般要使用特殊器械）才能发现异常。

　　在 20 世纪 60 年代，加州理工学院的罗杰·斯佩里是研究裂脑人知觉和认知的先驱（我在第三章曾讨论过这位著名的神经生物学家对蛙视觉系统发育的研究工作）。近来，包括加州大学圣巴巴拉分校的迈克尔·加扎尼加（Michael Gazzaniga）在内的其他科学家也在从事这一问题的研究。在大多数人（大部分右撇子和约一半左撇子），左脑半球专司抽象思维、语言（特别是涉及到词汇的意义）、音乐、数学计算，右脑半球长于空间关系、音乐、面部识别，以及感受语言、音乐和面部表情的情绪色彩。这些发现主要来自对多灶脑损伤患者和对正常人脑扫描的研究。

　　裂脑人提供一个研究左右半球如何独立处理信息的独特机会。在一项著名的实验中，裂脑人坐在一个特殊设计的屏幕前，其左脑半球只接受一幅鸡爪的图像（这幅图像投射至右侧视野，右侧视野在脑的代表区在左侧），而右半球看到一幅冬日雪景图（图 8.1）。要求受试者挑出与图像相匹配的图片。其时，控制左手的右脑半球挑出一把铁锹图片与雪的主题相应，而控制右手的左脑半球挑出一

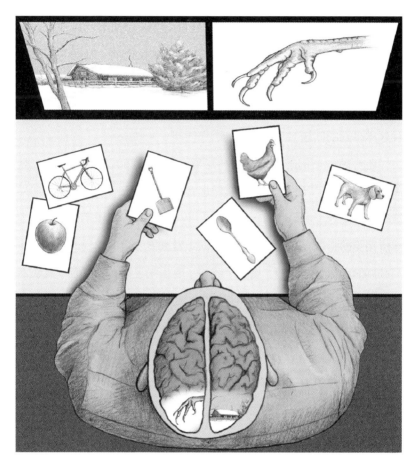

图 8.1　一个裂脑人的两个脑半球接受不同的视觉刺激。右侧视野中的鸡爪兴奋左半球，而左侧视野中的鸡舍兴奋右半球。当要求患者解释为何选择这些主题相关的图片时，虚构就产生了。（Tycko 绘图）

副鸡的图片与鸡爪相应。这说明每侧脑半球都能识别各自的图像，并作出适当的关联。当患者被问及为什么选这两张图片时，回答来自左脑半球（它唯一掌管语言，而右半球则是沉默的）；其回答是："哦，这很简单。鸡爪与鸡相应，而你需要一把铁锹来清理鸡舍。"

让我们仔细想一想这里到底发生了什么。左脑半球看到了鸡爪而不是雪景。当面对铁锹和鸡，它刻意编造一个故事，以使得这些不相干的选择显得能够自圆其说。加扎尼加在他的一本题为《心智的往昔》的书（以上事例来自此书）中写道："令人不可思议的是，左半球完全能说这样的话：'瞧，我不知道为什么选择了铁锹，别问我这样愚蠢的问题'，但是它没有。"

还有另一个例子也来自加扎尼加。如果裂脑人的右半球（沉默的）接到指令："出去散散步吧。"患者会把椅子挪后准备离开。如果这时左脑半球（司语言的）被问及："你在干嘛？"由于不知道右脑半球所接受的指令，它会编造一个表面上看来能够自圆其说的回答，使其肢体的动作行之成理，诸如"我渴了要去喝点饮料"或者"我腿不舒服，想出去走走"。这并不偶见于一两个裂脑患者，左脑半球的叙事编造能力已在一百多名处于很不同环境的裂脑人中清楚地观察到。

不仅仅是这些裂脑人，在所有的人，左脑半球的这种活动都会显现在叙事性梦中。到底我们为什么会有叙事性梦？如果这些梦的潜在目的确是为了记忆的巩固和整合，那我们为什么不只是经历孤立的记忆闪现或记忆的插曲片段，而是去经历一个荒诞而不合逻辑的故事呢？答案是：即使是在睡眠中，左半球的叙事功能也不会停止。在第一章曾讨论到，小脑系统的设计是用来减少自身运动的感觉。就像小脑系统一样，左脑半球的这种功能总是在进行，不论其是否与当下执行的特定任务相关。睡梦研究者戴维·福克斯（David Foulkes）告诉安德烈亚·罗克（Andrea Rock）（见她的书《夜晚的心智》127 页）："因为睡眠时脑处于激活状态，解释者（即左脑半球的编造叙事功能）在故事编造方面，在梦中较清醒时干得更为出色，但它处理的原材料很不相同。你失去了自我，失去了世界，而且思维不再有针对性。"

我认为左半球始终在进行的编造叙事功能通过潜意识和意识的途径促使宗教的产生。宗教观念大多涉及非自然论的解释。不论宗教观念被宗教实践者认定是信仰还是仅仅为某种知识，其共性是，它们违背日常的感知结构和范畴。左脑半球为我们从感知和记忆的片段中实施叙事的功能创造了条件。宗教思想可从日常感知转化而来，这种转化是通过把本来不相干的概念与实体关联起来形成连贯叙事而实现的。帕斯卡尔·博耶指出，最具成效的宗教思想保留了由某种特定认知范畴所演绎的所有推论，但如果所演绎的专为非自然论的一种特异方面所禁止者则除外。

存在一位全知全能的神，能听到你的想法。你可以在庙宇里或其他任何地方向神祈祷。

范畴：人；特殊之处：全知全能。

一些黑檀树能回忆出人们在它树阴处的谈话。这些谈话可以通过焚烧黑檀树的树枝，诠释其落下灰烬的图案而得知。

范畴：植物；特殊之处：回忆谈话。

把不相干的感知的东西和想法捆绑在一起，形成违背清醒时我们日常经验和认知范畴的连贯性叙事，这是左脑半球的功能。这种功能是我们做梦以及产生和传播宗教思想的基础。这种功能是在潜意识的情况下运作的。我们在清醒时不会觉察到我们左脑半球所编造的故事。我们并不留意到这幕后之人 *。

＊译注：即左脑半球。

但在叙事性梦里，我们经历的是对通常的逻辑关联、因果关系更广泛的违背。在梦境中我们体验了违背自然论的经历，使我们的不受清醒时通用范畴和因果期望束缚的体系和故事上升至概念。以这种方式我们可以在意识上感知建立叙事功能的潜意识过程。

因此，我设想，左半球的叙事功能的建立通过两种途径来促进宗教思想的产生：一是潜意识里产生的认知飞跃，这是非自然论的思想，破坏范畴，违背期望和因果性，而在意识层面，则通过所回忆的梦，建立非自然论思想的模板。依此来看，在多种文化中的宗教仪式都将梦、迷幻药、失神、舞蹈、沉思和音乐纳入其中并不是偶然的。所有这些方面使我们远离清醒的意识，提供由左脑半球引导的非自然论的梦境般的经历，从而强化宗教上的冲动。

让我澄清我这里所提出的观点。虽然各种文化都有宗教观念，但宗教观念是一种个体现象。在一种给定的文化中，各人的宗教观念都有很大的不同，还有一些人声称并无任何宗教观念。我这里不是要说某些人或某些文化群体存在生物学的变异（遗传学或表观遗传学上的变异）注定了他们宗教观念的倾向性，我所认为的是，虽然个体上来看宗教是受社会文化结构影响的一种个人信仰问题，但是反映在脑结构和功能中人类共同的进化遗产注定了我们是有宗教思想的物种，这正如注定会存在一些人类文化共相（如配偶结合的长期性、语言和音乐）一样。

信仰不是宗教的专属。当约翰·布罗克曼（John Brockman）在他的 edge.org 网站，向一群科学家和学术界人士提出这样的问题："尽管你无法证明，你还会相信那是真的吗？"答案成千上万，范围十分广泛，虽然其中多数不具有明显的宗教色彩。即使是最冥顽的理性无神论者也有自己的答案。从某些层面来讲，我们都会执着地相信不能被证明的东西，最少也是有强烈的倾向性。信仰的这种本质上的涵义是人类心智的核心，是使我们的世界变得有意义的重要的第一步。

那么为什么科学思想和宗教思想常常会导致文化战（特别是在美国）？一个原因就是，许多科学家对此问题总是不那么谦逊。科学研究已经强烈地冲击着某些特定宗教思想的事实基础（如犹太教和基督教《圣经》上所言的大洪水，或地球的存在仅 6 000 年，或从亚当的肋骨创造出夏娃）。对于某些科学家来说，这些发现足以从整体上颠覆宗教的可信性。但是，从科学角度来说，真的是这样吗？纵然特定的宗教文本中的细节可以是错误的，但许多宗教的核心信条（如对神的信仰、存在不死的灵魂）却并非如此。科学不能证明或证伪宗教作为基本理念基础的核心思想。如果科学家声称宗教信仰的这些核心信条是谬误的，却又拿不出证据，那他们既亵渎了科学又亵渎了宗教。

在宗教一边，也常常存在对科学思想的相似的不宽容。许多宗教的极端保守派坚持僵硬刻板地解读经文。对于这些人来说，排斥科学是既定的，排斥得越坚决越好，因为强烈的排斥被视作是一种机会来表明他们宗教感情的深厚："我有信仰，我从内心深处去信仰，不管你说什么、做什么，都动摇不了我的信仰。"试图将刻板地解读经文与对现实世界的观察调和起来，常常导致让人难以置信的做法。例如在肯塔基州彼得斯堡（Petersburg），创世博物馆的一个展览上展出成队的恐龙，它们行进在登上诺亚方舟的斜坡上。

当然许多极端保守派信徒都没有真正涉足过大多数科学领域。化学和数学基本上还未被侵扰过，物理学也不会在学校管理会议上引发激烈的辩论（虽然这可能发生变化）。进化生物学是论战最激烈的热点，这不只是因为它与创世纪中的传统创世说相悖，而且也存在这样一个假设，即如果接受了生命进化没有神介入的观点，那么宗教思想的各个方面就土崩瓦解了。将这一争论推向极端的人们认为，一旦宗教思想被摒弃，道德和社会风尚就会沦丧，剩下的仅是"丛林法则"了。宗教极端保守派信徒们想象，谁如果不认同他们特殊的宗教信仰，那么他们就无法过道德的生活。

可悲的是，这些观点纯属臆想。一个人可以有信仰，但同时又接受科学的观点，包括进化生物学（一个人还可以是谨慎的道德不可知论者和无神论者）。只有极端保守派的宗教思想才不与科学相容。所幸的是，许多世界宗教领袖承认，宗教思想与科学思想并不一定是互相排斥的。与极端保守派基督教义形成明显对照的是，英格兰、苏格兰还有威尔士的天主教的主教们说过："我们不能指望在经文里发现充分的科学准确性和历史上完备的精确性。"他们坚持认为，《圣经》关于人类拯救和灵魂源于神灵的章节是真实的，但是"我们不能期望《圣经》在其他尘世之事上也是完全准确的"（引自天主教真理协会出版的《圣书的恩典》，英国）。梵蒂冈已经郑重宣布，进化的科学上共识的模型是正确的，但它只解释了人性的生物学部分，而不能解释精神的奥秘。这多么合情合理啊！

我们都相信某些不能被证明的东西。这些未被证明的观点最终有待于证伪实验或观察的检验，它们组成了"科学信仰"，而不是宗教信仰。正如正统的宗教领袖和一些科学家会让你相信的，这两种思维模式并非互相排斥，毋宁说它们是同一认知河流的两条支流。脑的高度进化使得我们成为信仰者。

第九章

愚钝的大脑

多年来，对进化生物学的非议和攻击一直是美国政治和宗教界的显著特征，而在其他许多国家，这已经不太是个问题了。大多数宗教派系和基督教领袖都采用了进化论的基本教义以维系他们的和平发展：地球上所有生命都来自 35 亿年前的一个共同祖先，生物通过随机遗传突变和自然选择慢慢变化着。事实上，教皇约翰·保罗二世在 1996 年向宗教科学院作的题为"真理不能反驳真理"的演讲中明确表明了上述观点。他说："在罗马教皇之通谕（教皇庇护十二世 1950 年的陈述，提及进化论与宗教教义之间不是对立的）发表几乎半世纪后的今天，新知识让我们认识到，进化论是一种确确实实的理论，而不是假说。"

但是，基督教极端保守派多年来仍然坚持认真诵读《创世纪》，并且一直寻求把《圣经》的观点在美国公立学校里传播。当宪法明确规定政教分离，法院再三禁止这些传教的尝试后，一种称为"科学神创论"的新对策产生了。一群美国的基督教极端保守派宣称，他们通过仔细地研究地质学和生物学记录，证实了《创世纪》故事的正确性——地球有 6 000 岁，所有物种都是同时创造出来的，在化石记录中看到的群体灭绝是由诺亚洪水引起的。但所有这些争论都是徒劳。事实上，不但无法收集证据和从科学的角度支持这些主张，而且用进化生物学家杰里·科因（Jerry Coyne）的话来说，就是"美国法院已经清楚地查出隐藏在实验室外衣下的牧师衣领"，并且明令禁止所谓的"科学神创论"在公立学校里传播。

20 世纪 90 年代，另一种新的对策出现了。鉴于法院总是拒绝明显和直接使用宗教引文，一些基督教极端保守派学者后退一步，试图创造一种既能挑战进化生物学同时又显得科学合理的理论。这场被称为"智能设计"的运动，并没有设法为在科学上明显站不住脚的观点寻找证据支持，比如地球有 6 000 岁、诺亚洪水或其他源自《创世纪》的故事。事实上，当面向世界宣传他们的理论时，智能设计的支持者们会小心地避讳神或宗教的问题。他们宣称生物体只是太复杂、太聪明，以至不能发生随机突变和选择。他们认为，这些形式（指生物体）太精致、太复杂了，除了极端聪明的设计者，没有任何东西能办到。因此，一定有一个大家还不甚了解的智能设计者创造了所有的这一切。如果按照这种方式来思考，就承认了生物体是逐渐变化的，并且能够解释清楚化石记录和生物体之间的亲缘关系，但产生这种变化的驱动力却是有待商榷的。

上述理论的症结在于：智能设计宣称是一种科学的理论，事实上却并非如此。教皇约翰·保罗二世曾给出了下面的解释："理论是明显区别于观察结果、但又与观察结果一致的精心加工和提炼。藉此，一系列相互独立的数据和事实便能够联系起来，并归纳成统一的标准解释。一个理论的可靠性在于它是否能被掺假。理论会不断地受到实践的检验，直到它不再能解释后者（实践），此时就显示出了理论的局限性和不适应性。此时，就必须要重新思考了。"（《宗教科学院致词》，1996 年 10 月 23 日）

进化论是一个理论，它会因为一些特殊的发现而受到歪曲和质疑，例如侏罗纪时代的原始人类骨骼。智能设计却没有上述困扰，它只停留在主观的推理设计，不因实验或观察而发生改变。即使有某一个宗教或政治团体给予资金资助，智能设计运动也不曾提供现场工作或实验室实验来支持它的主张，这一点也不奇怪。确实如此，书已经写好，文章已经呈递并出版，甚至数学模型也已经构建完善了。科学的所有外衣它都具备，但其核心就是没有科学的东西。

智能设计运动的真正目标究竟是以正当科学的身份向进化论挑战呢，还是让隐含的神创论观点穿上科学的外衣，进而在辩论场上占得一席之地，在法院的眼皮底下得以自由传播呢？虽然智能设计的支持者们在公众面前或辩论中小心地避讳宗教的问题，但他们在原教旨基督徒听众面前却又是另外一副形象。加州大学伯克利分校的菲利普·E. 约翰逊（Phillip E.Johnson，智能设计运动的创建者之一）曾说过："我们的对策就是把标题改变一点，使智能设计能赶在科学之前被允许在校园传播，这意味着上帝的真实存在。"（美国家庭电台，2003 年 1 月 10 日）美国南浸信会神学院的威廉·坚布斯基（William Dembski）是另一位众所周知的智能设计的支持者，他说："智能设计时刻准备着去拥抱客观现实的神圣本质。事实上，智能设计只是《约翰福音》的神学语言在信息论成语中的另一种说法。"

（《试金石：唯基督教杂志》，1999 年 7 月）

在公众面前，智能设计采用聪明的技巧以使自己表面看来像是正统的科学理论，而与特定的宗教议程没有任何瓜葛。这给了政客和学校上课的人员以挡箭牌，使他们能够坦然接受这种堂而皇之的说法："让我们给学生充分呈现这场引人注目的科学辩论的两个对立面吧。"例如，2002 年 3 月，美国参议员里克·桑托伦（Rick Santorum，宾夕法尼亚州共和党人）说："智能设计的支持者们并没有通过科学来变相传播宗教，而是试图建立在科学上可能真实的理论来代替达尔文学说。"2005 年 8 月，美国总统乔治·W·布什权衡了两方面的力量，发表了自己的观点："这场辩论的两方面都应该准确地向学生加以讲授……以使他们能够明白这是关于什么的辩论。"

如果你相信生命是由智能力量（不管是上帝还是天使，甚至是地球外的某种力量）设计的，那么，人的大脑，这个被认为是思维、道德和信仰的汇集地，显然是探索设计的理想实验品。毕竟，这个仅有 1.4 公斤的大块组织能够轻而易举地解决关于认知、分类、社会交往和往往使许多复杂的超级计算机也深感困惑的难题。而这些超级计算机又往往是由许多非常有才华的硬件和软件工程师设计和编程的。这不是暗示大脑应该是由更熟练的工程师设计的吗？

智能设计的支持者们对此提出了两个主要的论点。首先，就如我们所知道的一样，他们认为生物不能通过达尔文的进化论而自然产生，因为生物的结构是"不可还原的复合体"。也就是说，如果你去掉这些结构中的任何一个部分（比如一个离子通道或是细菌的鞭毛），整个生物体将不仅仅是部分瘫痪，甚至还有可能会完全无法正常运转。因此，当这些中间体都丧失功能时，我们怎么能够想象出那些通过随机改变和渐渐选择而产生的复杂结构呢？其次，智能设计的支持者们宣称，随机的突变和选择并不能够产生新的信息，因此也就无法产生"专一复合体"去适应变化的环境。在他们看来，只有智能主体才能解决上述问题。

分子进化论和信息学说的专家们（我都不是）通过巧妙的细节驳斥了上述支持者们的言论（参见本书的"进一步阅读的篇目和资料"部分）。就我而言，反对上述"不可还原复合体"理论最有力的证据是，我们通过仔细的观察可以发现这些"不可还原的复合体"其实并不是完全不可还原的。比如，新的细菌鞭毛（细菌的一种鞭状结构，细菌可以借此自旋而在液体中游动）较古老的细菌鞭毛复杂。很多情况下，当介导其他一些功能（比如离子泵）的基因随机地在基因组中复制时，可能其中一个拷贝的基因会积累突变，进而就有可能会产生新的功能，比如可以参与鞭毛的组成等，最后，鞭毛这样的复杂结构就慢慢形成了。

乍看之下，"专一复合体"不能通过随机突变和自然选择而产生，这种说法似乎还有几分道理，但是来自信息科学的理论批驳了这一观点——除非进化能够与给定的模式完全相符合，新的信息就不会在进化过程中产生。事实并非如此，进化过程并不是试图去构建一个预期的复杂结构，比如眼睛、肾或者大脑。进化其实是没有目标的。其唯一的驱动力是成功繁殖——亲属选择——成功繁殖后代。如果构建一个复杂结构可以更好地繁殖的话，或许这一结构就会产生；但是如果破坏掉某一复杂结构有利于繁殖，那么这一复杂结构将会很容易被破坏或者加以改变（比如穴居鱼类的眼睛基本没有功能等）。

好了，我们刚才所做的一番推论对于智能设计运动有什么影响呢？事实上，这些支持者们可能会说："看看你们说的吧。真是太扫兴了，我们都难以把它给设计出来。"生化学家迈克尔·贝埃（Michael Behe）在《纽约时报》社论版（2005年2月7日）上批驳智能设计时，发表了如下言论："智能设计的强势登场表明了这样一个简单的道理：如果一个东西看起来、走起来、叫起来都像鸭子，同时还缺乏相反的证据，我们就有正当理由相信它就是一只鸭子。智能设计不应该简单地被忽视，因为它在我们生活中是如此明显。"实际上，贝埃认为智能设计是对生物学结构错误的解释，它在与任何一种不同观点辩论时都把压力转给了对方（图9.1）。

但是目前设计生物系统的证据真的有那么明显吗？我认为，大脑，这个最终检测的样品，在许多方面，确实是智能设计的梦魇。让我们回顾一下。当我们比较人类和其他脊椎动物的大脑时，可以很清楚地发现，人类的大脑似乎通过集聚作用而显得高度发达。蜥蜴和小鼠之间大脑上的差别并不是把一切推翻而重新构建那么简单。实际上，小鼠的大脑是在蜥蜴大脑的基础上增加了一些高级结构而形成的。同样道理，人的大脑又是在老鼠大脑的基础上增加一些更加高级的结构而形成的。这也就难怪我们的大脑会在两个视觉系统、两个听觉系统（一个古老、一个现代）之间纠缠不清了。大脑的构建就好像是制作冰淇淋蛋卷一样，在每一层旧的上面添上一小勺新的。

偶然的设计在脑细胞水平上体现得更为明显。神经元的功能是接受和传送电信号。但在很多方面，神经元的工作很糟糕，它们缓

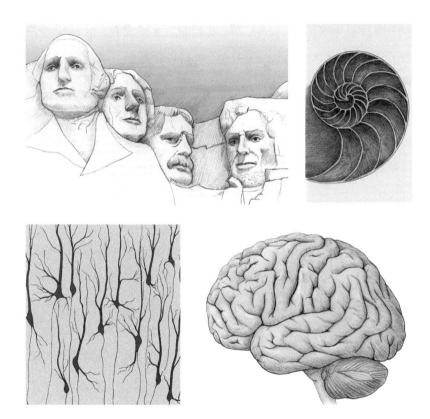

图9.1　这些显示了智能设计者的工作吗？倡导"智能设计理论"的学者喜欢使用拉什摩尔山上4位有名的美国总统的雕像作为例子（左上图），来说明宇宙和生命的传奇历史充满了智能设计的蛛丝马迹，而不需任何特殊的经验。他们认为智能设计证据和生物学结构证据一样明显，如鹦鹉螺的贝壳（右上图横切面所示）、大脑皮层神经元（左下图）、大脑整体观（右下图）。（Tycko 绘图）

慢地接收信号（比铜导线慢一百万倍），信号范围很小（每秒产生0～1 200个动作电位），信号还渗漏到邻近的神经元。一般说来，神经元把信号传递给靶目标的成功概率约为30%。就电学设置而言，脑神经元极其低效。

大脑，在"智能设计理论"支持者们的设想中，犹如这个星球上设计最周密的组织，从系统或者细胞水平来看，其实质是普布·戈德伯格（Pube Goldberg）式 * 的精巧装置而已。

不必惊讶，智能设计理论的推动者早就给自己在这一点上留下了回旋的余地。贝埃写道："神经冲动的特征在设计上显得很特别，这可能是由于设计者出于某种原因而故意所为——艺术的原因、多样性的原因、炫耀的原因，迄今为止未曾发现的原因或者是一些不可猜想的原因——抑或并非如此。"或者，我们对复杂的生物学系统投以淡淡的一瞥，就会发现它竟是如此奇妙，这或许就是智能设计的结果。假如更近距离地研究，生物系统看起来就像用鹅卵石铺砌的精巧设计，这仍然是智能设计的结果，仅仅是智能设计离奇的幽默感。很明显，以进化论的标准衡量上述推论是不正确的、伪科学的推测，智能设计思想仅仅是一种主观臆断。

当我们揭开表面、深入内部时又会发现什么呢？毕竟，人、老鼠、线虫和果蝇的完整基因组序列尽在我们掌握中。这些说明了什么呢？它们给出了更强的支持进化论的例子。你将会看到基因复制成为新复杂性状发生的基础。它们的确也是这样的。基因点突变后为什么所编码的蛋白质会失去功能（这些基因被称为假基因）？请核实。基因通过自然界不同物种间的突变而获得了新的功能吗？事实就是这样。

获得基因组全序列也仅仅是这几年的事情，而我们还有许多未知的东西，比如基因是如何决定结构和组织功能的，它们的表达是如何受环境因素调节的。目前我们关于基因−环境在形成脑结构和功

---

* 译注：美国卡通画家，以政治漫画出名，曾获 1948 年度美国普利策奖。

能方面相互作用的知识还处在非常早期的阶段。虽然如此，仍有很多重要的例子说明基因结构的变化是如何成为脑结构基础的。其中最有代表性的一个例子是 ASPM 基因，我们最初提到它是在第三章。回忆一下这个基因，它编码了有丝分裂纺锤体的一个蛋白质（有丝分裂纺锤体是细胞分裂时染色体编组的结构），可能决定了皮层祖细胞在最终定型为皮层神经元前的分裂次数。因此，这个基因在决定皮层体积上起着关键作用。人类 ASPM 基因突变者会产生小头畸形。你可能已经回忆起这个蛋白质的一个重要部分可以结合钙调蛋白的片段，而且 ASPM 基因的钙调蛋白结合区在线虫里有 2 个拷贝，果蝇有 24 个，人有 74 个。对黑猩猩、大猩猩、猩猩和猕猴 ASPM 基因的分析显示，这些基因的突变，尤其是钙调蛋白结合区的突变，在灵长动物家族中呈加速进化状态。这些发现有力地证明了 ASPM 基因对皮层体积大小起着决定性的作用。在接下来的几年中，我们将不用推测进化过程中决定脑结构的基因了，因为我们已经掌握了它们。

　　综上所述，基因信息充分支持了进化论，包括脑的进化，这些证据是如此充分有力，智能设计的拥护者们又怎么有机会再去宣扬他们的观点呢？对此，贝埃的说法是：智能设计者在很久以前装配了一些简单的有机体，然后就袖手旁观任其不断发展。据此而言，人和猩猩、老鼠、果蝇、线虫一样，都是由共同的祖先进化而来。这样的话，智能设计在 60 亿年前就必须结束了。如果认为智能设计和进化论同时起作用，智能设计者的目的就难以琢磨了，我们只好将其归因于偶尔的幽默感了。贝埃的言论仅仅只是冰山一角，我们只能说这是一种修辞手法而不好过度攻击之。从他的角度出发，我们无法得出任何结论。毋庸讳言,这可不是谬误问题,而是说它根本就不是可靠的科学理论。不无惊奇的是,许多其他智能设计运动(威廉·坚布斯基和菲利普·E.约翰逊参与其中)并不愿意往后退缩,他们坚持认为达尔文的进化论并不能够创造出有用的东西。

这个问题也许倒令人感到几分奇怪。它非常深奥,让人困惑,因为的确大脑赋予我们人性。不用惊奇,对于某些人而言,大脑中一些令人有敬畏感的思想驱使他们用宗教性的、不可测试的、不真实的假说代替了科学的、经过考验的、真实的理论。有意思的是,虽然有许多不同的歧途可以使人犯错误,但智能设计者们却偏偏犯了方向相反的错误。我们人类经验的卓越方面,触及我们思想和认知核心的事物,并不是机器给予我们的。这些都不是一个无懈可击的大脑最新的设计特征。相反,最初的大脑好比是一台拼装电脑、一个工作区、一堆杂物,或者是一幅模仿画。人类各种各样的体验(如爱、记忆、梦和宗教思想,图9.2),都来自特殊的积累,这些积累经历了漫长的进化史。在纷繁纠结的进化史中,尽管我们人类的大脑好像杂牌电脑一样,却并没有桎梏于基本的思维和感觉。相反,我们由于这漫长的进化史,反而更加清晰地认识了这个世界。

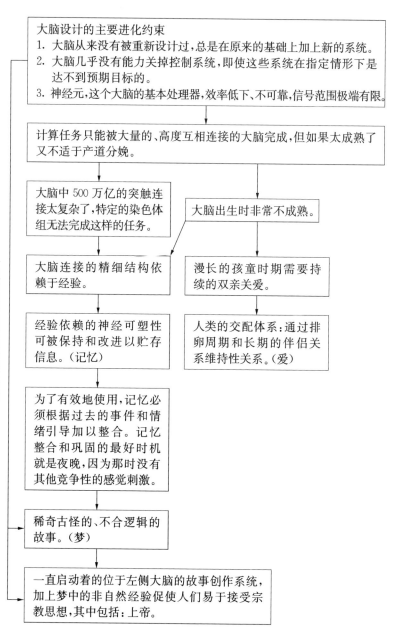

图 9.2　爱和记忆、梦及上帝：图表中包含了文中的主要争议。

缺失的中间环节

　　有很多有关脑功能的吸引人的主题，包括语言、大脑衰老和疾病、精神药物、催眠疗法和安慰剂效应等，我在本书中未涉及。这些都是很有意思的问题，我必须对论题作严格的自我控制才不至于使此书变得过于庞杂。更重要的是，我想你已经认识到，目前生物学对脑高级功能能够提供的许多解释是相当不完全的。但是有几个有趣的实例从分子和细胞层面上对我们所经验的提供了一种几乎完整的认识。我常举的实例之一是，人们把对辣椒的感觉（在口腔中或在皮肤上）与热的感觉等同起来。最初你可能会想象这只是在几种文化中语言上的一种比喻，但事实却并非如此：在所有的文化中，凡与辣椒素（辣椒的活性成分）有接触者，人们都把这种感觉的特征称之为"烫口"，这提示其存在生物学的基础。好，然后你可能会说，答案或许是，你上腭上存在温度敏感神经元，也存在一些辣椒素敏感神经元，这两类神经元投射至大脑同一区域，该区域被激活时，给人以"热"的感觉。这种解释也并非完全正确。真实的情况是，在口腔（或其他地方，如皮肤）的神经末梢中，存在一类对辣椒素及相关化合物敏感的受体，这些受体称为香草酸受体（香草酸是一种含有辣椒素及相关化合物的化学品），它们被辣椒素和升温刺激激活，对这两类刺激产生类似"热"的感觉。在这种情况下，在行为层面上的经验几乎完全可以在单一受体分子层面上得到解释。这甚至还解释了为什么用辛辣餐后即饮热茶，似乎特别"烫口"：升温和辣椒素一起高度激活了受体！确实，以这种方式来解释的不只是辣椒产热：类似的情况也发生在一类称为冷／薄荷型受体家族，这类受体导致在冷感和薄荷的活性成分间的那种跨文化的关联。

　　不幸的是，对经验和行为的生物学解释大多数都不是那么干脆利落。例如在第五章中，我谈到了学习和记忆。你知道，如果你的海马出现损伤，你就不能储存对事实和事件的新的记忆。我们也知道，为了储存新记忆似乎需要在海马的突触上发生一种化学过程，通过这种过程神经活动的某种模式导致 NMDA 型谷氨酸受体的激活。这种受体的激活转而又触动一系列化学步骤，从而使这些激活的突触变得更弱或者更强，并使之维持相当长的时间，这种现象叫做长时程突触阻抑和增强（LTD 和 LTP）。我们知道，这种分子现象似乎是陈述性记忆的基础，因为如果将药物注射到海马，阻止了NMDA 型谷氨酸受体的激活，就会使动物不可能储存对事实和事件的新记忆。

　　乍看起来，这似乎是一个相当完美的解释，但实际上并非如此。所缺者是中间环节。改变海马回路中的某些突触，到底是如何产生行为过程中对事实和事件的回忆的呢？对于突触活动如何变得更弱或更强，我们提供了分子水平的解释；在行为层面上，我们能证明，干预这个分子过程（以及某些其他过程）会阻断记忆。但是，我们对中间步骤几乎完全不了解，对脑科学家来说，这中间的环节是一个不体面的、令人困惑的巨大鸿沟。不幸的是，这中间环节的问题并非只局限于学习和记忆。在分子和行为之间类似的鸿沟同样存在于我们对许多其他复杂的认知和感知现象的认识中。

我不想最终沉沦于沮丧之中。在确定行为和经验的分子和细胞机理方面，脑科学已经取得了巨大的进展。在大多数情况下，一种完备的没有鸿沟的解释，即对于从分子到行为，以及介于其间的系统和回路有完整认识的解释，尚未在握。但是让我们来介绍一个例子，其中似乎可能找到脑科学家的"圣杯"——对解释大脑的一个高层次过程作完美的解释。这个例子是一种特殊形式的学习，它涉及你的眼肌的控制。

这里我讨论的是一种学习作业，与给予著名的巴甫洛夫狗的作业相类似。你回忆一下，巴甫洛夫狗起初对铃声并无特别的反应，而在给它肉时反射性地分泌唾液。经过多次训练后（响铃后立即给肉），狗学会将这两种刺激关联起来。这样，单是铃声就会引起狗分泌唾液。心理学家将这种简单的学习形式称为经典条件化反应，这是一种非陈述性记忆。现在，如果你（或大鼠、兔子，或小鼠）被带入实验室，听到温和的铃声（或其他一些无害的声音），你不会有任何特定的行为反应。如果对着你的眼睛短暂地吹气，你会反射性地眨眼，你不用去想它就会发生，这就像体检时医生用小锤敲打你的膝盖会使你的腿跳动一样。但是，如果铃声持续半秒或更长，在铃声的结束时向你的眼睛吹气，你就将开始学习如何把铃声与吹气关联起来，正如巴甫洛夫狗把肉和铃声关联起来一样。这意味着经过多次吹气和铃声的配对出现后，你会用眨眼对单独的铃声作出反应，从而在预期吹气到达时闭合你的眼睑。这种形式的学习，叫做联合型眼睑条件化反应，它绝对需要铃声来预测吹气的到达。如果单是经验铃声或吹气，甚或两者皆有却不同步，你将学不会这种反应。当你学会了这种反应后，它完全是下意识的，不受你的意识控制——当听到铃声，你禁不住要眨眼。

世界各地的许多实验室进行了长期的研究，以了解这种简单的学习形式是如何发生的，而且已经取得了不少进展。例如我们知道，吹气激活大脑下橄榄核中的一小群神经元（下橄榄核，确实是这么称呼的，为这一区域命名的早期解剖学家发挥了充分的想象力）。如果在兔子身上，你人为地用电极激活大脑的这个区域，它可以代替训练中的吹气。另一方面，铃声激活脑干中的一群细胞，这群细胞发生一组称为苔状纤维的轴突。与吹气的情况相似，你能用电刺激这些苔状纤维来代替训练时的铃声。这样，为了储存对联合型眼睑条件化反应的记忆，铃声信号和吹气信号必定在脑内某处相遇，而当它们一起抵达（但不是分别到达）时，它们必然产生神经回路活动的变化，最终铃声就引起眨眼（瞬目）反射。

图 10.1 显示这是如何发生的。铃声和吹气信号均在小脑处接收（小脑是悬于脑的后部棒球大小的组织块，对运动协调很重要）。尤其是，这些信号均激活一种扇形的神经元（称为小脑浦肯野细胞）。吹气信号直接通过攀缘纤维到达，铃声信号则迂回到达：苔状纤维兴奋小脑的颗粒细胞，而颗粒细胞的轴突（称为平行纤维）转而又激活浦肯野细胞。当攀缘纤维和平行纤维一起激活（这发生在铃声

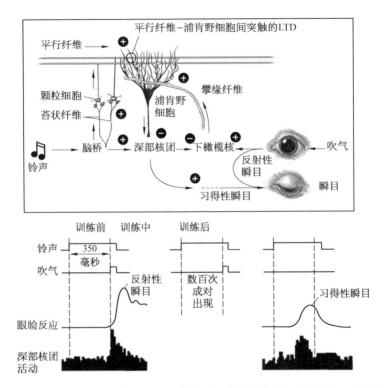

图 10.1　对一种简单形式学习——联合型眼睑条件化反应所提出的一种回路水平的解释。详见正文。在铃声和吹气多次成对重复出现后，动物知道铃声是吹气的预示，对铃声单独出现时产生反射性瞬目反应。铃声–吹气成对出现使兴奋性平行纤维–浦肯野细胞间突触产生长时程抑制（LTD）。这最终导致深部核团为铃声所兴奋的活动的增加，正是这种活动导致了习得性瞬目。（节选自 Linden DJ. 2003. *Science*, 301：1682. Tycko 绘图）

和吹气成对出现且又重复多次时），其结果是被铃声激活的那些兴奋性平行纤维与浦肯野细胞之间突触强度的长时间降低，这称为小脑长时程突触阻抑，或小脑 LTD。

看来，我们现在对小脑 LTD 时发生分子水平上的变化已所知甚多。突触由于突触后一侧的变化而变得更弱，其结果是引发了神经递质受体的内化，从而使它们不再与细胞表面上的神经递质（在这种情况下是谷氨酸）结合。对于在分子水平精心制作的这个过程的认识我们已见端倪。例如，在这个突触上谷氨酸受体的主要形式由883个氨基酸的链组成，引发受体内化的关键分子步骤是一个磷酸基团从蛋白激酶 C 向 880 位氨基酸的转移，这正好是一种丝氨酸。

那么我们如何从小脑的 LTD 引申对铃声的习得性瞬目呢？当平行纤维的突触由于铃声–吹气成对出现而受到压抑时，它使浦肯野细胞兴奋性降低。浦肯野细胞转而放电更少。由于浦肯野细胞是抑制性的，接受其轴突信号的细胞所受的抑制减小，因此对铃声作出更强的放电反应。这发生在小脑中间核。对这个核团的神经活动的记录显示，随着兔子学会铃声–吹气关联后，在铃声开始和吹气开始之间的一段时间内放电逐渐增加。更有甚者，人为刺激中间核的适当部分本身就能引起眨眼。

眼下，这只是一个模型，随着进一步的实验，其中部分将被证明是不完整甚至是错误的。但这个解释令人兴奋之处是，并没有缺失的中间环节。这只是一个罕见的例子，有可能在脑中从对突触的一种变化的细致的分子水平的描述，通过一个解剖学上清楚界定的接线图，达到一种高层次的行为（在这种情况下，是一种非陈述性记忆）。之所以能获得这种回报是因为研究的是一种简单的行为（规则和程序的记忆），而不是一种太难掌握中间环节的行为（如事实和事件的记忆）。

完整的生物学诠释行为的"圣杯"尚未在握，而且有的解释只是针对某些简单的现象。我们神经生物学家从本性上来说是乐观的，而且有一切理由相信，我们的认识水平将继续迅速提高。进而，极有可能对某些简单的学习形式（如联想型眼睑条件化反应）作出完备的分子-回路行为解释，将产生一些普遍原理和见解，能用来解释更复杂的现象。

　　所以，下次当你听到一些被误导的国会议员唾沫四溅地陈词说"那些象牙塔尖上的科学家们花费纳税人的钱来研究兔子如何学会眨眼睛"时，你可以通过电子邮件加以回击，确切地解释为什么这种研究思路对于认识认知的分子基础与记忆疾病是至关重要的，这是迈向下一个伟大的科学前沿征程中的一步。

进一步阅读的篇目和资料

第一章　粗糙的大脑

针对普通读者的读物

Carter R. 1998. *Mapping the Mind*(标绘脑地图). Berkeley: University of California Press. 在我自掏腰包买的书当中，这是描写脑功能最佳的咖啡桌边读物。它清晰、科学性强，还有悦目的插图。

Ramachandran VS, Blakeslee S. 1998. *Phantoms in the Brain*(脑中魅影). New York: William Morrow. 本书属于我所喜爱的"以有趣的神经学个案研究阐明高级脑功能"的类型。在把个案研究与人的实验室研究及哲学与智慧史相融合方面，此书做了件好事。

科学文献和综述

Blakemore SJ, Wolpert D, Frith C. 2000. Why can't you tickle yourself? *NeuroReport*, 11: 11.

Corkin S. 2002. What's new with the amnesic patient H.M.? *Nature Reviews Neuroscience*, 3: 153.

Shergill SS, Bays PM, Frith CD, et al. 2003. Two eyes for an eye: the neuroscience of force escalation. *Science*, 301: 187.

Weiskrantz L. 2004. Roots of blindsight. *Progress in Brain Research*, 144: 229.

第二章　原始的大脑

针对普通读者的读物

Nicholls JG, Wallace BG, Fuchs PA, et al. 2001. *From Neuron to Brain,* 4th ed. (从神经元到脑，第 4 版)Sunderland, MA: Sinauer. 对于普通读者而言并没有多少神经分子和细胞生物学读物。依我看，此书是这方面最好的大学教材了。

第三章　装配的需求

针对普通读者的读物

Ridley M. 2003. *Nature via Nurture* (经 由 教 养 的 天 性). New York: Harper Perennial. 文笔不错的佳作，谈的是关于人脑的先天与后天之争。作者采取合情理的中道路线。其实是消遣书。

科学文献和综述

Bouchard TJ Jr, Loehlin JC. 2001. Genes, evolution, and personality. *Behavioral Genetics*, 31: 243.

Bradbury J. 2005. Molecular insights into human brain evolution. *PLoS Biology*, 3: E5. PloS 生物学 (PloS Biology) 是一种供公开阅览的杂志，所有的人都能在 www.plos.org 上免费阅读其内容。

Kouprina N, Pavlicek A, Mochida GH, et al. 2004. Accelerated evolution of the ASPM gene controlling brain size begins prior to human brain expansion. *PLoS Biology*, 2: E126.

Meyer RL. 1988. Roger Sperry and his chemoaffinity hypothesis. *Neuropsychologia*, 36: 957.

Verhage M, Maia AS, Plomp JJ, et al. 2000. Synaptic assembly of the brain in the absence of neurotransmitter secretion. *Science*, 287: 864.

第四章　感觉与情感

针对普通读者的读物

Ramachandran VS, Hubbard EM. 2003. Hearing colors, tasting shapes. *Scientific American*, 288: 52.

Stafford T, Webb M. 2004. *Mind Hacks* (心理黑客). Sebastopol, CA: O'Reilly. 计算机书籍出版商欧·赖利所出的这本奇异的书属于一套丛书，其中有

《谷歌黑客》、《Linux 黑客》等。尽管把一本脑科学书塞进"计算机贴士和招数"的套路里有点怪怪的，最终结果却是你能够在家做一系列迷人的练习，揭开脑内结构的各方面。此书在感觉系统方面尤为强势，并且附有众多的网站链接，这些网站支持 Java applet、flash 动画等的心理黑客程序。

www.michaelbach.de/ot/index.html. 该网站显示 53 种视错觉，这些视错觉大多数是很生动的。对于据认为是隐藏在这些错觉后的神经现象有很好的评价，并有涉及这些现象的原始论文的参考目录。

www.prosopagnosia.com. 这个有关面部失认的网站，是由名叫塞西莉亚·柏蔓（Cecilia Burman）的女士所作，此人具有这方面的条件。特别有意思的是她描述了患面部失认的日常生活，以及她用以适应社会情境的策略。

科学文献和综述

Beeli G, Esslen M, Jancke L. 2005. Synaesthesia: when coloured sounds taste sweet. *Nature*, 434: 38.

Eisenberger NI, Lieberman MD. 2004. Why rejection hurts: a common neural alarm system for physical and social pain. *Trends in Cognitive Science*, 8: 294.

Nunn JA, Gregory LJ, Brammer M, et al. 2002. Functional magnetic resonance imaging of synesthesia: activation of V4/V8 by spoken words. *Nature Neuroscience*, 5: 371.

Ramachandran VS. 1996. What neurological syndromes can tell us about human nature: some lessons from phantom limbs, Capgras syndrome, and anosognosia. *Cold Spring Harbor Symposium in Quantitative Biology*, 61: 115.

Ramachandran VS, Hubbard EM. 2001. Psychophysical investigations into the neural basis of synaesthesia. *Proceedings of the Royal Society: Biological Sciences*, 268: 979.

Rizzolatti G, Craighero L. 2004. The mirror-neuron system. *Annual Review of Neuroscience*, 27: 169.

Thilo KV, Walsh V. 2002. Chronostasis. *Current Biology*, 12: R580.

Villemure C, Bushnell MC. 2002. Cognitive modulation of pain: how do attention and emotion influence pain processing? *Pain*, 95: 195.

Yarrow K, Rothwell JC. 2003. Manual chronostasis: tactile perception precedes physical contact. *Current Biology*, 13: 1134.

第五章 学习、记忆与个性

针对普通读者的读物

Le Doux J. 2002. *Synaptic Self* (突触的自我). New York: Penguin. 一本关于记忆之细胞基础的研究现状的颇受争议的书，其特别出色之处是认为杏仁核在恐惧记忆中的作用，那是作者的专业领域。

Schacter DL. 2001. *The Seven Sins of Memory* (记忆的七宗罪). Boston: Houghton Mifflin. 一本行文晓畅的绝妙读物，描述健康人记忆失灵的种种缘由。是在行为和脑成像的水平而非分子和细胞的水平提出解释的。

Squire LR, Kandel ER. 1999. *Memory: From Mind to Molecules*(记忆：从心灵到分子). New York: Scientific American Library. 虽然对于此书讲细胞 / 分子部分的细节我可能提出异议，但我不否认，它在给出当代记忆研究的概观方面是很不错的。插图优美，具《科学的美国人》风格。

科学文献和综述

Holtmaat AJ, Trachtenberg JT, Wilbrecht L, et al. 2005. Transient and persistent dendritic spines in the neocortex in vivo. *Neuron*, 45: 279.

Malenka RC, Bear MF. 2004. LTP and LTD: an embarrassment of riches. *Neuron*, 44: 5.

Morris RG, Moser EI, Riedel G, et al. 2003. Elements of a neurobiological theory of the hippocampus: the role of activity-dependent synaptic plasticity in memory. *Philosopical Transactions of the Royal Society of London, Series B Biological Science*, 358: 773.

Nakazawa K, McHugh TJ, Wilson MA, et al. 2004. NMDA receptors, place cells, and hippocampal spatial memory. *Nature Reviews Neuroscience*, 5: 361.

O'Keefe J, Nadel L. 1978. *The Hippocampus as a Cognitive Map*. Oxford: Oxford University Press.

Zhang W, Linden DJ. 2003. The other side of the engram: experience-dependent changes in neuronal intrinsic excitability. *Nature Reviews Neuroscience*, 4: 885.

第六章 爱情和性

针对普通读者的读物

Diamond J. 1998. *Why Is Sex Fun*? (性趣何来？) New York: Basic Books. 是以

进化生物学为背景，对人类性生理和性行为的绝妙概览。

Judson O. 2003. *Dr. Tatiana's Sex Advice to All Creation* (泰提安娜博士给全球生物的性忠告). New York: Owl Books. 本书堪称书中的绝品，集渊博、教益和趣味于一身。贾德生的噱头在于，她是个为动物提供性忠告的专栏作家。在某些十分复杂微妙的问题上，她利用这种忠告的形式普及性的进化生物学。近来，此书孵化了一个由加拿大"发现"频道制作、以泰提安娜博士为主角的 3 辑电视剧系列。剧中的亮点是精心打扮的音乐角色，比如"火箭火箭"讲述阴茎形状的进化，内容应该说是可信的。

Le Vay S. 1993. *The Sexual Brain* (性的脑). Cambridge: MIT Press. 书中清晰介绍了一位杰出神经解剖学家对性的脑状态研究。问题是内容稍嫌陈旧，因为自从此书写成之后该领域有了很多进展，而更新为时已晚。

科学文献和综述

Allen LS, Gorski RA. 1992. Sexual orientation and the size of the anterior commissure in the human brain. *Proceedings of the National Academy of Science of the USA*, 89: 7199.

Arnow BA, Desmond JE, Banner LL, et al. 2002. Brain activation and sexual arousal in healthy, heterosexual males. *Brain*, 125: 1014.

Bailey JM, Dunne MP, Martin NG. 2000. Genetic and environmental influences on sexual orientation and its correlates in an Australian twin sample. *Journal of Personality and Social Psychology*, 78: 524.

Bartels A, Zeki S. 2000. The neural basis of romantic love. *NeuroReport*, 11: 3829.

Chuang YC, Lin TK, Lui CC, et al. 2004. Tooth-brushing epilepsy with ictal orgasms. *Seizure*, 13: 179.

Holstege G, Georgiadis JR, Paans AM, et al. 2003. Brain activation during human male ejaculation. *Journal of Neuroscience*, 23: 9185.

Hu S, Pattatucci AM, Patterson C, et al. 1995. Linkage between sexual orientation and chromosome Xq28 in males but not in females. *Nature Genetics*, 11: 248.

Karama S, Lecours AR, Leroux JM, et al. 2002. Areas of brain activation in males and females during viewing of erotic film excerpts. *Human Brain Mapping*, 16.

Mustanski BS, Dupree MG, Nievergelt CM, et al. 2005. A genomewide scan of male sexual orientation. *Human Genetics*, 116: 272.

Pillard RC, Weinrich JD. 1986. Evidence of familial nature of male homosexuality. *Archives of General Psychiatry*, 43: 808.

Young LJ, Wang Z. 2004. The neurobiology of pair bonding. *Nature Neuroscience*, 7: 1048.

第七章 睡眠与梦

针对普通读者的读物

Martin P. 2003. *Counting Sheep: The Science and Pleasures of Sleep and Dreams* (数羊: 睡眠与梦的科学和乐趣). London: Lamingo. 篇幅稍显冗长，但值得下工夫去细读。行文清晰，包罗广泛，翔实可靠。

Rock A. 2004. *The Mind at Night* (夜晚的心灵). New York: Basic Books. 总的说来，本书着重于梦胜过谈睡眠。它取材于对一批杰出的睡眠研究者的访谈。女作者说起科学背后的某些个人故事来更是娓娓动听。

科学文献和综述

Frank MG, Issa NP, Stryker MP. 2001. Sleep enhances plasticity in the developing visual cortex. *Neuron*, 30: 275.

King DP, Takahashi JS. 2000. Molecular genetics of circadian rhythms in mammals. *Annual Review of Neuroscience*, 23: 713.

Louie K, Wilson MA. 2001. Temporally structured replay of awake hippocampal ensemble activity during rapid eye movement sleep. *Neuron*, 29: 145.

Nikaido SS, Johnson CH. 2000. Daily and circadian variation in survival from ultraviolet radiation in Chlamydomonas reinhardtii. *Photochemistry and Photobiology*, 71: 758.

Pace-Schott EF, Hobson JA. 2002. The neurobiology of sleep: genetics, cellular physiology, and subcortical networks. *Nature Reviews Neuroscience*, 3: 591.

Ribiero S, Gervasoni D, Soares ES, et al. 2004. Long-lasting novelty-induced neuronal reverberation across slow-wave sleep in multiple forebrain areas. *PLoS Biology*, 2: 126.

Siegel JM. 2005. Clues to the function of mammalian sleep. *Science*, 437: 1264. 这一综述对于 REM/ 记忆巩固假说持强烈批评态度。将此文与下面 R. 斯蒂克戈尔德（R.Stickgold）的文章《依赖于睡眠的记忆巩固》一起读，你就能了解争论双方的观点。

Stickgold R. 2005. Sleep-dependent memory consolidation(依赖于睡眠的记忆

巩固). *Science*, 437: 1272.

Wagner U, Gais S, Haider H, et al. 2004. Sleep inspires insight. *Nature*, 427: 304.

第八章　宗教的冲动

针对普通读者的读物

Boyer P. 2001. *Religion Explained* (被解释的宗教). New York: Basic Books. 一位认知人类学家从跨文化和进化的角度考察"我们究竟为何会有宗教？"的问题。

Brockman J, ed. 2006. *What We Believe but Cannot Prove: Today's Leading Thinkers on Science in the Age of Certainty*. New York: Harper Perennial.

Gazzaniga MS. 1998. *The Mind's Past* (心灵之过去). Berkeley: University of California Press. 一本有趣、简洁的书，展现左脑半球一特定模块之个案，以诠释离散数据和建构叙事。以对话的风格撰写，洋溢着加扎尼加小册子的诡谲和机智。但是请勿相信此公对依赖于经验之可塑性所作的简短忏悔。在反对行为主义"白板说"传统（本不失为适当）方面，他走得稍微远了一点。

第九章　愚钝的大脑

针对普通读者的读物

Brockman J, ed. 2006. *Intelligent Thought: Science versus the Intelligent Design Movement* (智能的思考：科学与智能设计运动的对决). New York: Vintage. 这是杰出科学家驳斥智能设计模型的文章汇编。据我所知，其中杰里·科因（Jerry Coyne）的文章最出色，其大多数简洁的论据来自化石记录。

Pennock RT, ed. 2001. *Intelligent Design, Creationism, and Its Critics* (智能设计、神创论及其批评). Cambridge: MIT Press. 如果你极有兴致听一听有关这场争论的双方观点，那么这本大部头书提供了很好的入门途径。

致谢

　　我很幸运，能在一个充满激励和活力的环境中工作。这种知识环境是塑造我在这本书中所表达的思想的核心。首先，我要感谢我的妻子伊丽莎白·托尔伯特（Elizabeth Tolbert）教授。简单地说，她是这个星球上最聪明最有趣的人，是一位真正的学者和无畏的思想家，多年来她一直推动和激励我在科学主流之外迈出一小步。本书大多数观点来自我们一直在进行讨论而激发出来的灵感（我们的朋友以一种禅宗的意味将其描述为"两块岩石碰撞的声音。"）

　　一群约翰霍普金斯大学医学院聪明友善的同事，继续让我的工作充满乐趣。我要感谢神经科学午餐会的伙伴们：戴维·金蒂（David Ginty），珊·索克安娜莎（Shan Sockanathan），亚历克斯·科洛德金（Alex Kolodkin），里克·胡格尼尔（Rick Huganir），德怀特·伯格尔斯（Dwight Bergles），保罗·沃利（Paul Worley）和已荣休的法比奥·鲁普（Fabio Rupp）。多年来，他们在思维和社会方面给予我支持。我实验室同事付出的见解、辛劳和友谊，让我感到不安。感谢卡丽安妮·纳尔西姆汉（Kalyani Narsimhan），高桥坎吉（Kanji Takahashi），卡洛斯艾森曼（Carlos Aizenman），克里斯蒂安·汉塞尔（Christian Hansel），昂日尔·帕伦特（Angèle Parent），多瑞特·古费尔（Dorit Gurfel），姗妮达·M. 娜塔罗伽（Shanida M. Nataraja），荣格·H. 信（Jung H. Shin），沈颖（Ying Shen），安德烈·桑卓拉（Andrei Sdrulla），禹·S. 金（Yu S.Kim），张伟（Wei Zhang），罗兰·博克（Roland Bock），西山藤原浩（Hiroshi Nishiyama），生·J. 金（Sang J. Kim），桑加蒙·金（Sangmok Kim）和帕克·敏珠（Joo Min Park）。

非常感谢部门的杰出领导索尔·斯奈德（Sol Snyder）对我各方面的支持。本书是在一个美好的学术休假年里写的。我在国外的学术休假地是剑桥大学沃尔夫森学院（Wolfson College）。我特别要感谢伊恩·克罗斯（Ian Cross）和简·伍兹（Jane Woods），他们做了许多义务之外的事情，帮助我和我的家人加入到剑桥的活动中。还要感谢学院生理学系的科学家们，特别是葆拉·佩德扎尼（Paola Pedarzani），她鼓励并容忍我在研讨会期间频繁地打扰他们。

许多人对手稿内容给出了很好的建议。我很感激伊莱恩·莱温（Elaine Levin）（我妈妈！），基思·戈德法布（Keith Goldfarb），萨沙·杜拉克（Sascha du Lac），埃里克·恩德滕（Eric Enderton），史蒂文·萧（Steven Hsiao），内利·科奈宁（Nely Keinanen），赫布·林登（Herb Linden）（我爸爸！），休·里德（Sue Reed），朱莉娅·K. 史密斯（Julia K.Smith）和亚当·萨皮尔施泰因（Adam Sapirstein）。许多科学家在繁忙的工作中抽出时间帮助我准备数据或追踪模糊的信息，在此要感谢尼科·特罗耶（Niko Troje），克里斯汀·哈里斯（Kristen Harris），安东尼·豪特玛特（Anthony Holtmaat），庄尧忠（Yao-Chung Chuang），乌尔里希·瓦格纳（Ullrich Wagner），弗兰克·希伯（Frank Schieber），还有那个了不起的网络侦探罗兰·博克。

许多出版界专业人士为本书的出版付出了努力。琼·M. K. 泰科（Joan M. K.Tycko）把我粗糙的草图和不成熟的创意构图变成了一幅幅精美的插图。哈佛大学出版社总编辑迈克尔·费希尔（Michael Fisher）在整个出版过程中给予了有见地的意见和支持。南希·克莱门特（Nancy Clemente）在文字整理润色上付出了很多努力。

感谢贾尔·富斯曼（Cal Fussman）慷慨地允许我引用他对布鲁斯·斯普林斯汀（Bruce Springsteen）的采访资料，它们最早出现在 2005 年 8 月 1 日的《时尚先生》（Esquire）杂志上。还要感谢威斯康辛大学出版社允许我转载唐纳德·O. 赫布（Donald O. Hebb）的一段引文。

最后，我必须感谢雅各布·林登（Jacob Linden）和纳塔利·林登（Natalie Linden）对我的支持和鼓励。

译后记

本书的翻译是集体劳动的结晶，参与翻译工作的有浙江大学医学院神经科学研究所沈颖教授研究组、四川大学肖波教授研究组以及复旦大学神经生物学研究所杨雄里院士研究组的老师和学生。我在此衷心感谢全体参与者的辛勤劳动，为读者带来了脑科学的"心灵鸡汤"。这里我对具体的翻译过程作一些说明：

1. 引言、尾声由姜世香翻译，第七、八章由张鑫军、张晓敏、赵文杰、王霄汉、周博、刘聪蓉翻译。这两部分由杨雄里院士译校。

2. 第一、二、三章分别由韩文琪、苏立达、吴振永、朱佳、吴笑、陶晶晶翻译。

3. 第四章由邹嘉、余守洋、蔡佩玲翻译，第五章由田军龙、罗茂文、江万祥、陈米娜翻译，第六章由杨万纯、蒋万祥、杜晓霞、季一飞、江雪翻译，第九章由杜晓霞、季一飞、杨万纯翻译。

4. 肖桂凤翻译了所有插图的图注及图内文字。

译稿汇总后，我对全部译稿作了逐字逐句的校阅和润色，特别注意行文风格和译名的统一。作为翻译本书的组织者，本书的任何错讹均应由我承担全责。

沈　颖

索　引